DES ACCIDENTS IMPUTABLES

A

L'EMPLOI CHIRURGICAL DES ANTISEPTIQUES

PAR

Le Docteur F. BRUN

Chirurgien des Hôpitaux

PARIS

G. STEINHEIL, ÉDITEUR

2, RUE CASIMIR-DELAVIGNE, 2

1886

DES ACCIDENTS IMPUTABLES

A

L'EMPLOI CHIRURGICAL DES ANTISEPTIQUES

Te 45
24

DES ACCIDENTS IMPUTABLES

A

L'EMPLOI CHIRURGICAL DES ANTISEPTIQUES

PAR

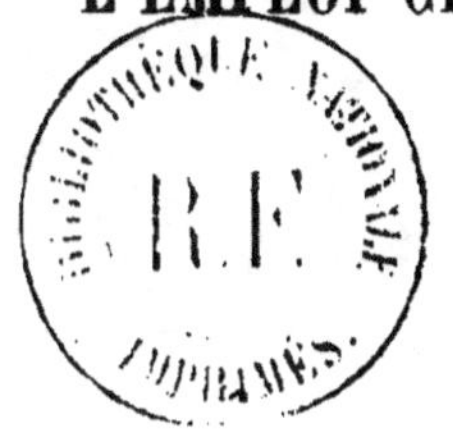

Le Docteur F. BRUN

Chirurgien des Hôpitaux.

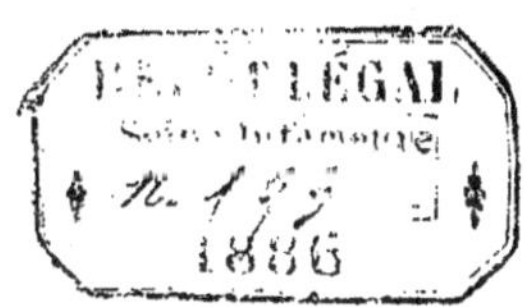

PARIS

G. STEINHEIL, ÉDITEUR

2, RUE CASIMIR-DELAVIGNE, 2

—

1886

INTRODUCTION

Nous devons étudier dans cette thèse « les accidents imputables à l'emploi chirurgical des antiseptiques ».

Peu nombreux à l'origine, ces derniers, depuis quelques années, se sont multipliés à l'infini et il nous serait, on le conçoit, impossible de les passer ici successivement en revue. Les substances les plus anciennement connues et les plus communément employées sont, du reste, celles contre lesquelles les accusations les plus nombreuses ont été formulées, et si quelques rares accidents ont pu résulter de l'emploi du sous-nitrate de bismuth, de l'acide borique, de l'alcool, du chloral, etc., ce sont l'acide phénique, l'iodoforme et le sublimé qui ont été surtout et le plus sévèrement incriminés.

Bien que restreinte de ce fait, la question qu'il nous faut étudier ne laisse pas que d'être d'une interprétation assez difficile.

Donnés par les uns comme assez fréquents et assez graves pour engager, dans l'emploi de certaines substances, à la plus extrême réserve, les accidents des antiseptiques sont, au contraire, considérés par d'autres comme tout à fait exceptionnels, et une telle divergence d'opinion n'est pas sans inspirer quelques doutes sur la valeur des observations publiées.

Distinguer des accidents réellement imputables aux antiseptiques ceux qui ont pu leur être faussement attribués ; rechercher la cause de leur apparition en examinant, tour à tour, l'influence exercée à ce point de vue par le mode d'emploi de la substance, la nature de la plaie, l'état physiologique ou pathologique du blessé ou de l'opéré; tel est le plan que dans chacun des chapitres de notre travail, nous avons uniformément suivi.

ACCIDENTS IMPUTABLES

A

L'EMPLOI CHIRURGICAL DES ANTISEPTIQUES

———◦o⚬◦——

CHAPITRE PREMIER

ACIDE PHÉNIQUE

.C'est en 1860 que, pour la première fois, l'acide phénique
fut, à titre d'antiseptique, proposé par Lemaire dans le traitement des plaies. Egalement recommandé par Déclat il fut
adopté par Maisonneuve, A. Richard, Demarquay, Giraldès
et ce dernier surtout se montra l'un de ses plus ardents
défenseurs. Son emploi cependant était encore relativement
restreint; il ne devint général qu'après la publication de la
méthode de Lister et les travaux de J. Lucas-Championnière,
les articles de Jules Bœckel, de P. Aubert, de G. Poinsot,
de F. Panas, de F. Gross de Nancy, contribuèrent surtout à
sa vulgarisation.

Rapidement adopté par la très grande majorité des chirurgiens, l'acide phénique fut dès lors considéré comme à
peu près indispensable à la marche régulière des plaies, et

ce fut à qui chercherait à mettre le mieux en relief ses précieux et incontestables avantages.

L'enthousiasme des premiers jours ne tarda pas toutefois
a être troublé par le récit de quelques cas malheureux, et
l'acide phénique eut bientôt à répondre d'accidents survenus
après son emploi et que l'on n'hésita pas à lui attribuer.

Lemaire, dans la 2e édition de son livre, avait écrit déjà :
« Il faut éviter d'employer la solution phéniquée sur de
grandes surfaces, car l'acide peut être absorbé et produire
des accidents généraux ». Lister avait insisté, lui aussi, sur
la possibilité de semblables accidents, et conseillé l'emploi
d'autres antiseptiques, surtout chez les enfants.

C'étaient-là des conseils dictés par l'examen d'observations
isolées, pour ainsi dire exceptionnelles, et aucun travail
d'ensemble n'existait encore sur cette intéressante question
lorsque parurent en Allemagne les mémoires de Langenbuch
et de Sonnenburg, où les causes et les caractères cliniques
de l'intoxication étaient pour la première fois étudiés.

Un an plus tard Billroth, dans sa chirurgie clinique,
publia ses observations personnelles et Küster souleva au
VIIe Congrès de la société allemande de chirurgie un débat
auquel prirent part Lücke, Bardeleben, König, Köhler,
Langenbeck. Le mémoire de Küster publié en 1879 dans
les « Archives für Klinische Chirurgie » constitue le travail
le plus important et le plus complet sur la question qui nous
occupe. Nous devons signaler cependant encore un article
de Nussbaum, un mémoire de Falkson, un intéressant travail
de Kocher et les pages consacrées par Rouge, de Lausanne
dans le 2e cahier de ses Causeries chirurgicales au « Pansement phéniqué ; son véritable auteur ; ses dangers ».

En France, dès l'année 1878, Maunoury, dans le *Progrès*

médical, s'était fait l'écho des accusations formulées en Allemagne. Inglessi, en 1879, consacra sa thèse inaugurale à l'empoisonnement par l'acide phénique considéré surtout au point de vue chirurgical, et cette même question fut, de nouveau, traitée dans leurs thèses par Chevassus, en 1882 et par Blusson, en 1884.

A l'exemple de ces derniers auteurs, nous diviserons les accidents imputables à l'acide phénique en accidents locaux et généraux; c'est la division qui a été également adoptée par Chauvel et par Terrier dans les excellents articles qu'ils ont consacrés à l'histoire générale des pansements des plaies.

ACCIDENTS LOCAUX

Tous les auteurs s'entendent pour reconnaître à l'acide phénique des propriétés caustiques dont l'intensité est directement en rapport avec son degré de concentration. C'est à cette causticité que doivent être attribués les accidents locaux que l'on a quelquefois l'occasion d'observer et qui, signalés déjà par Lister, Nussbaum, Lucas-Championnière, ont été l'objet d'une étude spéciale de la part de Chevassus et de Blusson.

Il est à remarquer, du reste, que l'influence seule du topique ne doit pas être exagérée et le degré de finesse de la peau, l'état diathésique du sujet doivent entrer en ligne de compte pour expliquer les différences de susceptibilité que l'on constate si nettement suivant les individus.

Employé en pansement, l'acide phénique peut exercer une influence nuisible soit sur la plaie, soit sur la peau avec laquelle il se trouve en contact.

Lister, dès ses premières publications a insisté à diffé-rentes reprises, sur les propriétés irritantes que possèdent les solutions phéniquées fortes. Il les considère comme susceptibles de produire, à elles seules, la suppuration, et pour mettre la plaie à l'abri de tout stimulant anormal il exige « *un antiseptique pour exclure la putréfaction et un protecteur pour exclure l'antiseptique* ».

Lucas-Championnière dit avoir observé un fait qui semble venir à l'appui de cette théorie de Lister. « Ayant vu, dit-il, après une amputation de jambe, que la plaie donnait un liquide puriforme, j'ai supposé qu'elle était trop irritée par une solution forte ; j'ai employé une solution faible et, dès le pansement suivant, cet écoulement ne s'est pas repro-duit. » Sans vouloir nier l'importance de faits évidemment bien observés, l'interprétation qu'en donnent leurs auteurs nous semble bien peu conciliable avec l'idée que l'on se fait aujourd'hui des causes de la suppuration.

On a accusé l'acide phénique trop longtemps appliqué sur les plaies de leur communiquer un aspect lisse, vernissé et de retarder leur cicatrisation. Formulée par Périer, cette accusation reproduite par Chevassus et par Chauvel a été combattue par Blusson qui croit que cette atonie des plaies peut se montrer avec toute espèce de pansement, et la considère comme étant bien plutôt sous la dépendance d'une altération momentanée de l'état général. Que faut-il penser enfin d'un accident attribué par Chevassus à l'em-ploi de l'acide phénique, et consistant en la formation de petites vésicules, transparentes, vitreuses formant une sorte de couronne à la périphérie de la plaie ? Ce sont là des lésions sans caractères déterminés, d'une constatation excep-tionnellement rare, et sur la nature desquelles il nous paraît impossible de formuler, à l'heure actuelle, une opinion précise.

Mieux étudiées et incomparablement plus fréquentes, les lésions irritatives résultant du contact de l'acide phénique, se présentent dans des conditions presque toujours identiques. C'est le plus souvent chez les femmes à peau fine et délicate qu'on les observe et la région mammaire, le cou, les membres du côté de la flexion en sont le siège le plus habituel. Susceptibles de degrés divers, Chevassus, Blusson et Chauvel les ont distinguées en érythèmes phéniqués simples et fébriles, et cette distinction paraît en effet motivée par les faits.

Il s'agit, dans le premier cas, d'une lésion toute locale qui le plus souvent se montre deux ou trois jours après l'emploi du pansement phéniqué, et dont les caractères objectifs sont assez nets pour ne permettre, au point de vue de son diagnostic, aucune hésitation.

Autour de la plaie, on constate l'existence d'une plaque rouge, sans la moindre saillie, qui disparaît momentanément sous la pression du doigt, et qui, par sa périphérie se continue directement et insensiblement avec la peau saine.

A son niveau existe, en général, une légère sensation de chaleur, de cuisson ou de démangeaison, mais ce sentiment douloureux est généralement peu prononcé et fait quelquefois même absolument défaut. L'étendue de la plaque érythémateuse peut être extrêmement variable. Limitée parfois à quelques centimètres de la plaie, il n'est pas rare de la voir correspondre à toute la surface cutanée en contact avec les pièces du pansement ; ce n'est que dans des cas exceptionnels qu'on la voit s'étendre davantage. Sa durée est le plus souvent très courte. Au bout de quarante-huit heures, elle commence à pâlir si la cause qui lui a donné naissance a été supprimée, et elle ne laisse après elle qu'une desquamation épidermique légère dont au bout de cinq à six jours il serait impossible de retrouver la trace.

L'érythème phéniqué fébrile, est accompagné dès son apparition, de symptômes généraux qui sont de nature à donner lieu à des erreurs de diagnostic et de pronostic dont on ne saurait trop être prévenu.

Les opérés sont brusquement pris de malaise ; ils se plaignent d'inappétence, d'anorexie ; leur sommeil est agité ; leur température s'élève du matin au soir de 1 degré, 1 degré 1/2 ; leur pouls est rapide et vibrant. Ils ressentent du côté de leur plaie des démangeaisons assez vives, une douleur cuisante et l'examen direct permet de découvrir l'éruption dont les caractères sont quelquefois exactement semblables à ceux de l'érythème simple.

Plus souvent toutefois, le gonflement est assez considérable, la rougeur est plus intense et loin de se limiter aux parties recouvertes par le pansement, elle s'étend aux régions voisines et peut envahir quelquefois la presque totalité du corps. Il en fut ainsi dans un cas que nous avons eu l'occasion d'observer récemment dans le service du professeur Duplay, et l'observation suivante qui nous a été communiquée par E. Monod nous offre également de ce fait un remarquable exemple.

Il s'agissait, dans ce cas, d'un jeune enfant d'une dizaine d'années qui portait à la partie postérieure du genou gauche une petite plaie légèrement enflammée. On fit à ce niveau des applications de cataplasmes de riz arrosés d'une solution d'eau phéniquée au centième. Trente-six heures après le petit malade présentait une éruption généralisée. La face le tronc, les membres étaient couverts de plaques d'un rouge vif qui ne tardèrent pas à se couvrir de vésicules et de bulles.

La suppression de l'acide phénique et l'application de poudre d'amidon suffirent à faire disparaître ces phénomènes inquiétants, et dès le surlendemain l'éruption absolument éteinte ne laissait à sa place qu'une desquamation à peine appréciable sous forme de lamelles furfuracées.

Un des caractères habituels de l'érythème phéniqué fébrile est de s'accompagner d'une éruption vésiculeuse plus ou moins abondante. Ce sont en général des vésicules nombreuses, du volume d'un grain de millet, remplies de sérosité citrine; ce peuvent être quelquefois des bulles volumineusès, qui ressemblent à s'y méprendre aux phlyctènes d'un vésicatoire.

La marche de cette variété d'érythème est généralement assez rapide. Au bout de 3 ou 4 jours, si la cause a été supprimée, les phénomènes généraux diminuent d'intensité, la fièvre tombe, la température revient à la normale et les symptômes locaux persistent seuls, prolongés par les modifications qui se produisent au niveau des vésicules ou des bullés, dont la rougeur s'est le plus souvent accompagnée.

Les vésicules, si elles sont petites et peu nombreuses, se dessèchent et se desquament; plus volumineuses, elles suppurent, se crèvent, se recouvrent de croûtes minces et ne guérissent qu'avec une plus grande lenteur.

En raison des symptômes généraux dont il s'accompagne à son début, l'érythème phéniqué fébrile peut être quelquefois confondu avec un érysipèle. C'est dans l'augmentation douloureuse du volume des ganglions, dans la surélévation, au moins en un point, de la plaque érythémateuse, dans la durée plus longue des phénomènes généraux et des troubles gastriques que l'on trouvera les éléments d'un diagnostic qui, dans quelques cas, pourra rester pendant assez longtemps indécis.

A côté de ces érythèmes dont la durée est généralement très courte et le pronostic essentiellement bénin, l'acide phénique détermine quelquefois des poussées eczémateuses véritables, remarquables par leur ténacité et la fréquence de leurs récidives. Blusson qui a signalé ces faits en insistant sur leur grande rareté croit que ce sont là des lésions qui ne se présentent que chez des sujets prédisposés. Le fait suivant qui nous a été communiqué par notre collègue et ami Jalaguier nous semble venir bien nettement à l'appui de cette manière de voir.

M. X... qui par ses antécédents héréditaires et personnels appartient à la classe des arthritiques nettement caractérisés, fut pris au mois d'août 1885 d'accidents cutanés qui, depuis cette époque, n'ont cessé de se reproduire avec une persistance désespérante. Le début de ces accidents eut lieu de la manière suivante : Désirant dans une opération d'ovariotomie, prêter assistance à l'un de ses amis, M. X... se lava les mains dans une solution phéniquée. Il ressentit au moment même une sensation de brûlure qui lui fit supposer que la solution était à un taux anormal ou que le mélange de l'acide phénique et de l'eau n'avait pas été convenablement effectué.

Dès le soir même, les mains et les poignets étaient le siège d'une rougeur intense qui s'accompagnait de cuisson et de démangeaisons vives. Cet érythème était en voie d'amélioration lorsqu'un nouveau contact avec une solution phéniquée faible fut l'origine d'une poussée nouvelle. Les faces dorsales et latérales des doigts, la face dorsale de la main se couvrirent alors de vésicules nombreuses, fines, communiquant à la lésion les caractères ordinaires des eczémas artificiels.

A quelque temps de là et lorsque toute lésion du côté des mains avait complètement disparu, *en dehors de tout contact d'acide phénique et de tout séjour dans une atmosphère phéniquée*, une poussée d'eczéma typique se développa à la nuque et au niveau du cou.

Après plusieurs mois d'une guérison complète et alors qu'il se trouvait fatigué et en proie à de vives préoccupations morales M. X... fut de nouveau, à l'occasion d'une simple pulvérisation phéniquée à 5 0/0, pris d'une poussée eczémateuse qui envahit les mains et les poignets, la face et la région cervicale.

Que le contact de l'acide phénique ait été, dans ce cas, la cause première de l'apparition des accidents, cela n'est pas douteux, mais il ne nous paraît pas moins évident que c'est dans une susceptibilité spéciale et évidemment diathésique qu'il faut chercher la cause de leur ténacité et de leur reproduction si fréquente.

Quelle part convient-il de faire aux différentes pièces de pansement dans la pathogénie des lésions que nous venons de décrire? Nussbaum dit n'avoir jamais observé d'irritation cutanée, après l'emploi de compresses humectées de solution phéniquée ou après l'irrigation simple. Rappelant avec quelle facilité certaines personnes présentent au contraire une éruption sur la peau, aussitôt qu'on applique sur leur épiderme un morceau d'emplâtre résineux, il n'hésite pas à attribuer l'érythème ou l'eczéma à la paraffine et à la résine contenues dans la gaze de Lister. Adoptée par Chauvel, cette opinion nous paraît au moins exagérée et comme l'a dit Lucas-Championnière, c'est quelquefois une pulvérisation pratiquée dc trop près et avec une solution trop concentrée qui peut seule être rendue responsable du développement des accidents. L'impureté du produit n'est pas sans avoir quelquefois, elle aussi, une sérieuse influence, et L.-Championnière a insisté avec raison sur la causticité spéciale que présentent ces gouttelettes brunâtres que l'on voit flotter quelquefois au milieu des solutions mal faites.

Un traitement prophylactique très simple des lésions irritatives dépendant de l'usage de l'acide phénique, découle des conditions habituelles qui semblent présider à leur développement. Il sera, on le conçoit, prudent de ménager les applications phéniquées chez les sujets à peau fine et lorsque ces applications seront jugées indispensables, la peau sera avec avantage protégée par l'interposition d'une couche assez épaisse de vaseline boriquée. Si, malgré ces précautions, l'érythème se développe, Nussbaum conseille avec Lister de couvrir, dans les cas légers, les parties atteintes avec de l'émulsion salicylique et d'humecter avec celle-ci le protective et la gaze. Dans les cas plus sérieux l'usage de l'acide phénique doit être absolument suspendu et il faut avoir recours soit à l'acide borique, soit à la ouate salicylique.

Pour en finir avec l'histoire des accidents locaux qui peuvent être attribués à l'acide phénique, il nous faut dire un mot d'un certain nombre de cas de gangrènes limitées qui ont été observés à la suite de son emploi. Dans les observations publiées par Poncet et par Tillaux, qui ont été reproduites par Blusson dans sa thèse, il est question de mortifications des doigts qui sont survenues après une application empirique d'acide phénique en solution concentrée. Ce sont là des lésions qui doivent être mises sur le compte d'un emploi maladroit mais non chirurgical d'une substance caustique et Lemaire avait insisté déjà sur la possibilité de leur apparition.

Bar, dans sa thèse d'agrégation sur « les méthodes antiseptiques en obstétrique » a signalé cependant, comme possible l'apparition de plaques de gangrène au niveau des organes génitaux après l'emploi d'injections d'eau phéniquée à 2 0/0, pour peu que les solutions employées l'aient été en grande abondance. Ce doivent être là, croyons-nous, des faits exceptionnels et, dans un cas à peu près analogue, que notre ami Veil a bien voulu nous communiquer, il a été possible de trouver dans l'état général de la malade la raison d'être d'une complication absolument inattendue.

Il s'agissait d'une femme, diabétique depuis une dizaine d'années, et rendant par jour 30 grammes de sucre environ. A la suite d'une application d'eau phéniquée à 8 pour 1,000 faite au niveau de deux furoncles qui s'étaient montrés à la jambe, on vit au bout de 24 heures apparaître des douleurs très vives et on constata l'existence d'une plaque de sphacèle répondant comme étendue au pansement phéniqué qui l'avait évidemment déterminée.

ACCIDENTS GÉNÉRAUX

Depuis longtemps les expériences et les faits cliniques ont mis nettement en évidence la puissance toxique de l'acide phénique introduit dans les voies digestives. Déjà signalée par Lemaire, la production d'accidents de même ordre par l'absorption de cette substance employée comme topique est aujourd'hui clairement démontrée et c'est à la description de ces accidents qu'ont été exclusivement consacrés les mémoires de Langenbuch et de Sonnenburg et le travail si important de Küster.

Les conditions qui président au développement des intoxications pas plus que les phénomènes qui les caractérisent ne sont dans tous les cas identiques et il est, croyons-nous, indispensable d'établir, à ce point de vue, un certain nombre de divisions.

Dans une première catégorie de faits il s'agit de blessés ou d'opérés qui, après une irrigation phéniquée plus ou moins abondante, sont pris de symptômes généraux d'intensité variable mais dont l'apparition suit toujours de très près la cause qui leur donne naissance. Ce sont là des cas qui constituent une première variété d'intoxication qu'avec Inglessi et Chauvel nous désignerons sous le nom d'intoxication aiguë.

D'autres fois, au contraire, chez des blessés qui, depuis quelque temps déjà sont pansés à l'acide phénique, on voit se manifester des phénomènes anormaux dont l'intensité augmente à chaque renouvellement de pansement et à chaque application nouvelle de solution phéniquée. Il semble qu'il se produise alors un empoisonnement lent et progressif, et c'est sous le terme d'intoxication phéniquée chronique que ces cas sont généralement décrits et que nous les décrirons à notre tour.

Küster qui, dans son mémoire, a classé les intoxications d'après le degré de leur gravité décrit, comme premier stade de l'empoisonnement, la coloration foncée des urines. Bien que l'importance à attribuer à ce symptôme soit, comme nous le verrons, discutable, son extrême fréquence et sa valeur diagnostique indéniable nous paraissent suffisantes pour nous engager à l'envisager tout d'abord.

Signalée par Nicholls et Patchett en Angleterre, par
Sonnenburg en Allemagne, par Kirmisson en France, la
coloration foncée des urines a été de la part de Falkson
l'objet d'une étude approfondie. Se basant sur les analyses
détaillées des urines de vingt-sept malades pansés au Lister,
le chirurgien de Vienne a montré que cette coloration spéciale était le plus souvent associée à d'autres modifications
du produit de sécrétion des reins ; il a montré surtout que,
de l'étude attentive de ces modifications, pouvaient découler
d'importants renseignements au sujet de l'apparition plus
ou moins prochaine d'une intoxication véritable.

Un premier fait important à connaître c'est que l'urine
ne prend que peu à peu sa teinte caractéristique et que c'est
seulement trois ou quatre heures après son émission que sa
coloration atteint son maximum d'intensité. Bien que plus
lente à se produire si l'urine est maintenue dans un endroit
obscur, la coloration foncée ne se manifeste pas moins à la
longue, et c'est ainsi que l'on peut expliquer la teinte
noirâtre qu'on trouve parfois à ce liquide extrait par le ca-
thétérisme, lorsqu'il a séjourné plus ou moins longtemps
dans la cavité vésicale.

La couleur de l'urine phéniquée est vert olive, brun sale,
brun noirâtre et même, dans certains cas, tout à fait noire.
Considérées comme sans intérêt par Küster, ces différences
de teinte ont pour Falkson, au contraire, la plus grande importance et jamais il n'a constaté une teinte foncée dans les
cas où l'urine ne contenait que de faibles quantités d'acide
phénique. Si, comme on l'admet généralement aujourd'hui,
la couleur foncée de l'urine est le résultat de la présence
dans ce liquide de dérivés du phénol (hydroquinone, pyrocatéchine) l'opinion de Falkson est tout au moins ratio-

nelle, ces dérivés, comme il le dit lui-même, devant forcément se produire en plus grande quantité là où le phénol est plus abondant.

Dans les cas où toute absorption phéniquée est brusquement et complètement suspendue, la coloration anormale de l'urine se modifie le plus souvent assez vite. De brun noirâtre elle redevient aussitôt vert olive, puis jaune et en 3 ou 4 jours elle reprend sa teinte habituelle. Il semble cependant que dans certains cas, ces modifications régressives soient plus lentes à se produire et Billroth a signalé un fait dans lequel les urines conservaient encore leur teinte verte 15 jours après la cessation de l'emploi du phénol. Hack et Falkson ont chacun de leur côté observé un exemple analogue.

En même temps qu'elles se colorent d'une façon anormale, les urines, comme l'a montré Falkson, présentent, dans certains cas, plusieurs autres modifications importantes. De réaction toujours acide, elles subissent cependant plus vite que l'urine normale la transformation ammoniacale. Leur quantité évaluée par 24 heures décroît progressivement et cette diminution est d'autant plus marquée que leur coloration est plus intense. Une modification inverse se produit au contraire, du côté du poids spécifique et c'est en prenant en considération ces trois facteurs (poids spécifique, couleur, quantité de l'urine émise) que l'on pourra se rendre compte du danger d'intoxication. « Je conclus, dit Falkson, que l'on doit immédiatement cesser le pansement de Lister chez un malade qui présente des urines notablement diminuées, dont le poids spécifique est anormalement élevé et la coloration noirâtre. »

Si nous avons tenu à mentionner avec quelques détails les recherches un peu spéciales de Falkson, c'est qu'elles sont de nature, pensons-nous, à nous renseigner sur l'importance pronostique si discutée qu'il faut attribuer à la teinte foncée des urines.

Associée à d'autres modifications, elle peut faire prévoir l'apparition d'une intoxication ou donner une idée de la gravité d'un empoisonnement déjà déclaré. A elle seule, elle paraît n'offrir au contraire aucune gravité.

Ce qui vient bien à l'appui de cette dernière proposition, depuis longtemps formulée par Verneuil, c'est la fréquence extrême avec laquelle cette mélanurie a été, sans aucune autre complication, observée par certains chirurgiens. « Presque chaque malade de la clinique qui avait été pansé avec le Lister présenta, dit Falkson, des urines chargées d'acide phénique, et cela à un degré tel que chacun d'eux aurait pu servir à la démonstration du fait. » Billroth a constaté, lui aussi, la coloration foncée des urines chez tous ou presque tous les malades pour lesquels il s'était servi d'acide phénique. « Le lavage des plaies, l'emploi du spray, l'emploi seul de la gaze sèche de Lister peuvent, déclare-t-il, aboutir à ce résultat. »

Pourquoi la mélanurie, si commune en Allemagne, exceptionnelle chez Lister se montre-t-elle en France modérément fréquente? Il y a là un problème qui, à l'heure actuelle, nous paraît on ne peut plus difficile à résoudre.

La première idée qui se présente naturellement à l'esprit c'est que la coloration noire des urines doit s'observer surtout dans les cas où la plaie pansée à l'acide phénique présente une grande étendue et par conséquent une vaste surface d'absorption. Formulée par Kirmisson, dans son article de la *France médicale,* cette opinion a été combattue par Chevassus dans sa thèse. Pour lui, la surface de la plaie et la quantité d'acide phénique absorbé importent en réalité fort peu, et la mélanurie s'observe le plus souvent dans les cas de grande suppuration avec état général grave.

Verchère, dans un mémoire inédit, qu'il a bien voulu nous communiquer, s'est rallié à cette dernière hypothèse et les examens nombreux auxquels il s'est tout récemment encore livré dans le service du professeur Verneuil n'ont fait que le confirmer dans son idée première.

Sur 45 ablations larges de la mamelle qu'il a pu, pendant l'année 1885 et les premiers mois de 1886, suivre dans le service de son maître, 10 fois il a noté la coloration noire des urines et dans chaque cas l'apparition de cette teinte spéciale a coïncidé avec la production d'une complication quelconque.

Une fièvre un peu vive, un état cachectique un peu prononcé paraissent, d'après ces faits, exercer sur le développement de la mélanurie une influence manifeste. Il serait toutefois imprudent, croyons-nous, de formuler à ce sujet une opinion exclusive et les cas ne sont pas absolument rares où les urines noires se sont montrées pendant plusieurs jours sans la moindre complication du côté de la blessure et sans altération aucune de l'état général.

A quelle modification chimique des urines doit être attribuée leur coloration spéciale? Se basant sur les recherches de Gubler qui a montré l'action destructive du phénol sur les globules sanguins, Binnendijk et Ramonet ont pensé qu'il devait s'agir là d'une hémoglobinurie véritable et Blusson s'est rangé à cette dernière opinion. Bien que cette hypothèse ne nous paraisse en aucune façon rendre compte des cas ordinairement observés elle est capable, peut-être, de nous expliquer un fait qui nous a été communiqué par

Quénu où une hématurie a paru être la conséquence d'une simple injection phéniquée. Il s'agissait d'un jeune homme, qui avait tenté de se suicider en se tirant, la poitrine nue, un coup de revolver dans la région du cœur. La main avait dévié et la balle était allée se loger dans le moignon de l'épaule gauche.

Par le trajet de la balle, on pratiqua une injection d'un peu moins d'un litre d'une solution phéniquée au vingtième. Le second jour les urines qui, la veille, étaient simplement brunes, devinrent nettement sanguinolentes et l'examen des organes génitaux ou des reins ne permit pas d'attribuer l'hématurie à une autre cause qu'à l'action de l'acide phénique.

Comme nous l'avons dit ailleurs, la teinte noire de l'urine est plus généralement attribuée à la présence dans ce liquide de dérivés du phénol (hydroquinone, pyrocatéchine) qui s'oxydent au contact de l'air; c'est l'opinion qui a été défendue par Sonnenburg, par Küster et par Falkson.

A côté de ses dérivés, l'acide phénique se rencontre-t-il en nature dans l'urine? Baumann a montré, le premier, que c'était associé à l'acide sulfurique, à l'état de phényl-sulfate que l'acide phénique se rencontrait dans l'organisme et la conséquence toute naturelle de cette combinaison spéciale, c'est pendant l'emploi du pansement phéniqué la diminution progressive de l'acide sulfurique normalement contenu dans l'urine. Cette diminution, on le comprend, s'accentue d'autant plus que l'absorption du phénol se fait en quantité plus considérable, et rien de plus naturel, dès lors, que de voir l'apparition de l'intoxication coïncider avec la disparition complète des sulfates urinaires.

Sonnenburg a très ingénieusement cherché à tirer parti des notions établies par Baumann. Trouvant, à bon droit, difficile et peu praticable en clinique le dosage exact de l'acide phénique éliminé par l'urine, il a montré qu'il suffisait par un procédé simple de se rendre compte de la disparition plus ou moins marquée des sulfates.

Si, dans une urine normale légèrement acidulée par l'acide acétique, on verse une certaine quantité de chlorure de baryum, il se forme aussitôt un précipité laiteux de sulfate de baryte. Vient-on, dans un verre à expérience, à traiter de la même manière l'urine d'un malade intoxiqué, un très léger nuage pourra se produire si l'intoxication est légère, tandis qu'aucun précipité ne sera obtenu si l'intoxication est plus accentuée.

Bien qu'elle soit, au dire de Falkson, susceptible de ne donner dans certaines conditions que des résultats approximatifs, la méthode de Sonnenburg, en raison de sa simplicité, nous paraît mériter d'être recommandée. Il sera, croyons-nous, indiqué d'y avoir recours lorsqu'on voudra se rendre compte de la gravité probable des intoxications aiguës ou chroniques dont nous allons maintenant faire l'étude.

Intoxication aiguë. — Ce qui caractérise avant tout cette variété d'intoxication, c'est la rapidité avec laquelle apparaissent les accidents qui la constituent. Elle peut, du reste, revêtir une intensité variable et, à l'exemple d'Inglessi, de Blusson et de Chauvel, nous croyons qu'il est, à ce point de vue, possible d'en distinguer deux formes : une forme légère et une forme grave.

Les exemples d'intoxication aiguë légère sont rarement signalés dans les auteurs et il nous paraît évident que leur peu d'intensité doit leur permettre, en effet, souvent de passer inaperçus.

À un degré quelque peu accentué, c'est par des phénomènes gastriques qu'ils se manifestent et en même temps qu'ils accusent un peu de lourdeur de tête, une céphalalgie frontale quelquefois assez accentuée, les malades se plaignent surtout d'inappétence, de dégoût pour les aliments, de nausées et parfois même de vomissements. Observés dans certains cas, après un séjour un peu prolongé dans une atmosphère phéniquée, après un simple lavage à la solution forte ces troubles légers disparaissent le plus souvent sans traitement au bout de quelques heures et Billroth et Falkson disent les avoir assez fréquemment éprouvés par eux-mêmes ou rencontrés chez leurs assistants.

Bien autrement accentués et alarmants sont les symptômes par lesquels se caractérise l'intoxication aiguë grave. Ce sont les manifestations cérébrales qui dominent alors le tableau clinique et les seules différences que l'on constate suivant les cas sont relatives à l'apparition plus ou moins prompte et à l'intensité plus ou moins marquée des accidents. Dans certains cas, ils se montrent immédiatement après l'application de la solution toxique. Il en fut ainsi chez deux malades dont l'histoire a été rapportée par Kocher et qui, après des opérations un peu longues et ayant nécessité des lavages phéniqués abondants, ne purent être que lentement et difficilement tirés d'un état de torpeur qui avait immédiatement succédé au sommeil chloroformique. Küster a rapporté également deux faits qui peuvent être cités comme exemples de ce mode de début foudroyant. Dans ces cas encore la pâleur de la face, la petitesse du pouls, les troubles respiratoires se montrèrent au cours même de l'opération.

Plus fréquemment, peut-être, c'est lorsque le malade a

depuis quelque temps déjà repris connaissance que les phénomènes d'intoxication apparaissent et l'observation recueillie
par Weiss, dans le service du professeur Verneuil, nous les
montre éclatant deux heures environ après que la malade
avait été transportée dans son lit. Ajoutons, enfin, que c'est
quelquefois à l'occasion du renouvellement d'un pansement
que les symptômes graves se manifestent et qu'ils peuvent
alors avoir été précédés pendant quelques jours par les
troubles gastriques qui caractérisent l'empoisonnement
léger.

Quelle que soit, du reste, la brusquerie de son début
l'intoxication, une fois constituée, se présente avec des
caractères toujours identiques à eux-mêmes. Le malade est
plongé dans un état de collapsus profond, la peau d'une
pâleur mortelle est couverte d'une sueur visqueuse, les extrémités sont froides, la sensibilité est éteinte, le contact de la
cornée ne détermine plus l'occlusion des paupières, les
réflexes sont absolument ou partiellement abolis.

Si le coma est le plus souvent complet, il est parfois chez
les enfants précédé d'une courte période d'agitation ; il peut
être, dans quelques cas aussi, interrompu par des convulsions
quelquefois généralisées, le plus souvent partielles. Des convulsions cloniques des membres supérieurs se trouvent
mentionnées dans une observation rapportée par Billroth,
des spasmes du diaphragme furent observés par Weiss chez
la malade du professeur Verneuil. Ces convulsions, à vrai
dire, ne se sont, dans les cas que nous avons examinés, montrées qu'à titre exceptionnel et ce fait mérite d'autant mieux
d'être mis en évidence qu'elles sont, au contraire, très fréquentes dans les empoisonnements par usage interne du
phénol et chez les animaux intoxiqués.

Aux phénomènes de collapsus, les premiers en date et toujours prédominants, se joignent, dans la majorité des cas, des troubles digestifs, circulatoires et respiratoires qui complètent un ensemble saisissant et presque pathognomonique.

Pour peu que l'intoxication soit sérieuse il est de règle de voir apparaître des vomissements qui quelquefois bilieux, verdâtres, semblables à ceux de la péritonite (Verneuil) présentent, dans d'autres cas, une coloration noirâtre et une forte odeur phéniquée (observations de Billroth et de Kocher). En général précoces, ces vomissements se reproduisent à la moindre tentative de déglutition d'une quantité même peu abondante de liquide; ils peuvent, comme l'a montré Kocher, persister chez quelques malades pendant plusieurs jours après la disparition de tout autre symptôme alarmant. Aux vomissements se joint parfois une diarrhée abondante de couleur noire, d'odeur fétide que Billroth et Küster ont notée dans plusieurs de leurs observations et qu'il semble rationnel d'attribuer, comme l'a pensé Ferrand, à l'élimination du phénol par la muqueuse intestinale.

Mentionnons, enfin, pour en finir avec les symptômes observés du côté du tube digestif, un degré toujours assez accentué de dysphagie et dans des cas moins nombreux une hypersécrétion salivaire que l'on aurait pu s'attendre à trouver plus fréquente d'après les renseignements fournis par les expériences sur les animaux.

Les troubles de la circulation auxquels il est permis de rapporter déjà la pâleur extrême de la face, les sueurs abondantes et le refroidissement des extrémités se manifestent encore par des modifications importantes du pouls et de la température.

Rapidement et, pour ainsi dire, dès le début de l'intoxication le pouls devient petit, filiforme et surtout d'une extrême fréquence.

Quant à la température, elle subit un abaissement toujours notable mais d'autant plus marqué que l'intoxication est plus grave et la dose de poison absorbé plus considérable. Les températures de 36, 35, 34° sont communément notées dans les observations et nous la voyons descendre même, momentanément il est vrai, à 31° chez la malade dont l'observation a été recueillie par Weiss, dans le service du professeur Verneuil.

Admise comme constante par Kocher et par Billroth cette hypothermie, si l'on en croit Küster, serait, au contraire, plus souvent remplacée par un léger mouvement fébrile et Sonnenburg dit avoir observé, lui aussi, et surtout chez les enfants une élévation thermique nettement marquée au début même de l'intoxication.

Dans tous les cas où, par l'ensemble des phénomènes observés, l'intoxication nous a paru indiscutable c'est un abaissement de la température que nous avons trouvé mentionné et nous croyons avec Kocher qu'il ne faut pas, à l'exemple de Küster, attribuer plus d'importance qu'il ne convient à des expériences pratiquées sur des chiens dont la température est sujette à des oscillations si faciles à produire.

Les troubles de la respiration ne sont pas moins constants que les modifications de la température ou du pouls et, dans la plupart des observations, ils sont notés avec les mêmes caractères. Les inspirations augmentées de fréquence, sont courtes, laborieuses et quelquefois entrecoupées de pauses plus ou moins prolongées. Ce n'est que lorsque la situation s'aggrave qu'elles s'affaiblissent peu à peu et s'accompagnent de râle trachéal.

Quel est l'état de la pupille pendant la période de collapsus qui caractérise l'intoxication phéniquée grave? Küster, qui s'est attaché à l'étude de ce symptôme, a montré que si la mydriase ou le myosis étaient à peu près indifféremment observés, l'immobilité absolue de l'iris, son défaut de réaction à toute excitation lumineuse se présentaient, au contraire, avec un caractère à peu près constant.

Ce que nous avons dit ailleurs des modifications que présentent les urines sous l'influence de l'absorption de l'acide phénique nous permettra de ne pas insister ici longuement sur ce sujet. Diminuées de quantité, de coloration foncée elles sont pauvres en acide sulfurique, d'autant plus pauvres, d'après Sonnenburg, que les phénomènes d'intoxication sont plus accentués.

Falkson, sur les nombreux cas qu'il a pu examiner, n'a jamais noté dans les urines la moindre quantité d'albumine. C'est là une constatation négative qui doit être opposée à l'opinion formulée par Luecke pour qui l'absorption de l'acide phénique pourrait chez les enfants, même à petites doses, devenir l'origine d'une néphrite.

Chez deux malades, dont les observations ont été rapportées par Ozenne et par Billroth, l'albuminurie a été constatée cependant au cours de l'intoxication, et cette constatation chez la malade de Billroth acquiert d'autant plus d'importance qu'un examen antérieur des urines n'avait permis d'y découvrir aucune altération.

Ozenne, chez la malade qu'il a observée dans le service de Polaillon, a noté l'existence d'un ictère très marqué. Nous n'avons dans aucune autre observation trouvé mentionné ce symptôme et il nous paraît très rationnel, étant donnée l'influence bien connue du phénol sur les globules sanguins, de penser avec Blusson qu'il s'est agi, dans ce cas, d'un ictère hémaphéique.

Caractérisée par les différents symptômes que nous venons de passer successivement en revue, l'intoxication phéniquée grave, quel que doive être son mode de terminaison, évolue toujours avec une grande rapidité.

Dans le cas où cette terminaison doit être fatale, le collapsus s'aggrave, le pouls s'accélère et ne peut bientôt plus être senti, la respiration devient difficile, véritablement dyspnéique et la mort semble être la conséquence d'un affaiblissement graduel et progressif. C'est quelquefois au bout de quelques heures (4 heures, Küster ; 6 heures, Billroth) que la mort a été observée ; plus souvent la vie s'est prolongée pendant 3, 5, 9 jours et une amélioration passagère suivie bientôt d'une rechute plus grave a pu, dans quelques-uns de ces cas, faire espérer une terminaison moins funeste.

Il en fut ainsi chez deux malades observés par Kocher et par Küster et les rechutes, dans ces deux cas, se produisirent sans cause apparente. Chez un autre opéré de Küster, chez un malade de de Cérenville le renouvellement du pansement et un nouveau lavage phéniqué furent la cause manifeste du retour du collapsus momentanément disparu et en quelques heures occasionnèrent la mort.

C'est également, en général, après des périodes successives d'amélioration et de rechûte que la guérison se manifeste, et l'on peut considérer comme exceptionnelle et particulièrement heureuse une observation de Billroth dans laquelle les symptômes d'une intoxication sérieuse disparurent complètement au bout de vingt-quatre heures.

Plus souvent, une fois la cause d'intoxication supprimée, le retour à la santé est lent, graduel et c'est seulement au bout de 8 ou de 10 jours que toute trace de dépression a définitivement disparu.

Küster, au cours de cette période d'amélioration progressive a eu l'occasion d'observer un certain nombre de complications. Chez un homme qui, à la suite d'injections phéniquées intra-rectales, avait présenté un collapsus typique d'où on avait eu la plus grande peine à le tirer, on vit apparaître au centre de la cornée gauche un point de gangrène de la grandeur d'une tête d'épingle. L'origine véritable de ce curieux accident aurait pu prêter à discussion si P. Bert n'avait signalé des lésions analogues chez les animaux et ne les avait attribuées à l'irritation provenant de l'élimination de l'acide phénique par les larmes.

Dans plusieurs autres cas, Küster a trouvé la mention de catarrhes légers de la vessie ; une fois même, chez une femme amputée du sein, le catarrhe fut plus intense et les troubles vésicaux accompagnés de fièvre résistèrent longtemps à toute tentative de traitement. Signalons encore, à titre de complication exceptionnelle, puisqu'elle n'a été signalée que dans un cas publié par Dupont (de Lausanne), la congestion pulmonaire qui, fréquente chez les animaux intoxiqués, est attribuée chez eux à l'élimination du phénol par la surface pulmonaire.

Dans les cas où l'intoxication phéniquée se termine par la mort, les lésions constatées à l'autopsie n'offrent aucun caractère accentué et pathognomonique. Les viscères sont rencontrés le plus habituellement avec leurs apparences macroscopiques normales et les traces de congestion ou d'œdème encéphalique signalées quelquefois peuvent être, à bon droit, mises sur le compte des phénomènes cérébraux qui ont précédé la mort. Seul le sang, dans la plupart des observations, est noté comme présentant des altérations assez accentuées.

Il est noir, légèrement poisseux, mais présente surtout une remarquable résistance à la coagulation, et cette résistance a été rapprochée par Blusson des altérations globulaires attribuées à l'acide phénique par Gubler. Sous l'influence du phénol, d'après ce dernier auteur, les globules sanguins se rétractent, leurs contours se foncent, leurs noyaux s'accentuent et ils ne tardent pas à devenir granuleux et à se détruire.

Quelque constantes qu'elles soient, ces altérations du sang sont d'une appréciation trop délicate pour qu'elles puissent à elles seules constituer une lésion pathognomonique.

Plus importante, on le conçoit, serait la constatation du phénol dans les viscères. Si la plupart des observations sont malheureusement muettes à ce sujet, nous pouvons cependant citer un cas observé par Billroth où l'analyse chimique pratiquée par Ludwig fit découvrir d'abondantes quantités d'acide phénique dans le foie, la rate, les reins, le cœur et les muscles.

Quel est le pronostic de la variété d'intoxication phéniquée que nous venons de décrire? Küster, sur 14 observations d'intoxications graves qu'il a analysées, a noté 5 fois une terminaison fatale. Sur 5 cas qu'il a pu lui-même observer, 4 fois la mort a suivi de près l'apparition des phénomènes d'empoisonnement.

Billroth sur 8 malades a noté 5 morts et Kocher 4 sur 11. Dans un relevé de 52 observations qui nous ont paru présenter tous les caractères d'authenticité désirable nous avons, nous-même, trouvé que la mort n'avait pas été observée moins de 25 fois. S'il doit, comme nous le disons ailleurs, nous inspirer de sérieuses craintes, ce chiffre élevé de mortalité ne peut cependant pas être accepté sans discussion. N'est-il pas très naturel de supposer, en effet, qu'à côté de cas légers ou moyens dont il n'a pas été fait mention, tous les cas mortels, au contraire, en raison même de leur aspect effrayant, ont dû être publiés. Si, d'autre part, le pronostic de l'intoxication phéniquée aiguë doit, d'une manière générale être considéré comme grave, son degré de gravité ne peut être justement apprécié qu'en tenant compte des conditions diverses au milieu desquelles elle est survenue. L'influence de l'âge, celle des caractères de la plaie doit surtout à ce point de vue être scrupuleusement analysée. C'est une enquête à laquelle nous nous livrerons lorsque nous aurons fait l'étude de la forme chronique de l'intoxication et après avoir reproduit un certain nombre d'observations venant à l'appui de la description que nous venons de donner.

OBSERVATION I

(BILLROTH. Chirurg. Klin. Wien, 1871-1876, p. 39.)

Garçon de 3 ans, ouverture d'un abcès froid de la hanche droite. Incision d'un centimètre sous le spray (solution phéniquée à 1 °/₀) et introduction immédiate d'un drain ; protective, pansement avec une pièce de gaze ordinaire pliée en 8 doubles, trempée dans une solution phéniquée à 5 °/₀ et bien exprimée ; puis deux couches de papier verni et une épaisse couche de jute. Le pansement dut être refait 2 heures après, par suite des mouvements de l'enfant ; cette fois on ne se servit pas de spray et les pièces du nouveau pansement se trouvèrent plus grandes que les anciennes. 5 heures après l'opération l'enfant commence à vomir et à s'agiter beaucoup. Collapsus 2 heures plus tard, température 36°,2 (Vin, éther acétique).

Les vomissements et l'agitation persistèrent toute la nuit ; à 6 heu-

res et demie du matin, l'enfant était absolument sans connaissance.
Excitants de toute nature, alimentation artificielle : l'enfant revient à
lui et à 8 heures et demie, la température remonte à 37°,3.

Pouls de nouveau perceptible, bat 132 fois par minute. Cependant
l'enfant retombe bientôt dans le collapsus et laisse échapper sous lui
des matières diarrhéiques et des urines noires. A midi, la température
est de nouveau à 36°,5 et reste à ce niveau toute la soirée : l'urine émise
est vert foncé. Les vomissements cessèrent le soir.

L'enfant se remit peu à peu et était complètement rétabli le second jour après cette insignifiante opération : la température remonta
à 37°,1 et depuis lors ne dépassa jamais 37°,6.

Il va sans dire que dès le premier soir, le pansement phéniqué
avait été mis de côté. Le quatrième jour les urines avaient repris leur
coloration normale.

L'abcès fut d'ailleurs rapidement guéri.

OBSERVATION II

(BILLROTH. Loc. cit.)

Fille de six ans. Coxalgie avec abcès et fistules, état général mauvais ; pas d'albumine dans l'urine.

Dilatation des trajets fistuleux qui furent lavés quatre jours de
suite par des injections de solution phéniquée à 5 °/₀ ; les urines présentèrent aussitôt une teinte vert olive.

13 juin. Résection de l'extrémité supérieure du fémur au-dessous
du trochanter. Opération très longue et très pénible : à cause du
« carbolisme » préexistant, on emploie le thymol-spray et la plaie
fut lavée avec une solution de thymol. Pansement avec la gaze de
Lister.

L'enfant est très abattue, exsangue ; elle vomit plusieurs fois les
jours suivants ; l'urine reste vert foncé. Le 15 juin le pansement avec
la gaze de Lister est renouvelé sans spray. Selle foncée ; l'enfant
commence à perdre connaissance et urine sous elle.

Le 16, on peut recueillir un peu d'urine : elle est vert très foncé ;
un peu de somnolence.

Le 17, on renouvelle le pansement comme auparavant (il me paraissait alors impossible qu'avec la gaze de Lister, malgré le protective

l'absorption du phénol fut assez intense pour amener des accidents dangereux. Dans les cas précédents j'incriminais toujours le spray, les injections et l'immersion de la gaze dans la solution phéniquée. Selles diarrhéiques noires; plusieurs vomissements noirs.

L'enfant prend du lait, de la soupe, un peu de vin rouge.

Le 18, nouveau pansement; toujours selles diarrhéiques noires.

Le 19, nouveau pansement ; l'urine et les selles sont absolument noires.

A partir du 21 juin on n'utilisa plus pour le pansement que de la gaze simple, sans phénol ni thymol. Malgré la suppression complète de l'acide phénique, les symptômes persistèrent, ne firent même qu'augmenter. La plaie, presque réunie d'abord, se désunit le cinquième jour et se mit à suppurer.

Le 23, l'urine trouble, mais de couleur normale, contient un peu d'albumine. Les selles ne sont plus continuellement diarrhéiques, mais toujours très noires.

A ce moment apparurent des symptômes de méningito-encéphalite ; secousses convulsives dans le muscle sterno-mastoïdien droit et dans les deux membres supérieurs, bientôt localisées au membre supérieur droit; somnolence complète; parésie et œdème des membres inférieurs. Tous ces symptômes disparurent lentement ; l'agitation nocturne persista seule pendant quelque temps.

OBSERVATION III

(BILLROTH. Loc. cit.)

A. S., 18 ans, nécrose de l'extrémité supérieure du tibia. Tuméfaction du genou. Opération le 21 décembre. Malgré l'emploi du pansement de Lister, arthrite suppurée du genou avec fièvre intense. Le 11 janvier, une ponction de l'articulation donne issue à une assez grande quantité de pus floconneux, puis on fait une injection dans le genou du liquide suivant : (Acide phénique anglais, 5 gr. Eau distillée 100 gr. Glycérine pure, 2 gr.) L'articulation remplie, on fait exécuter au genou des mouvements; l'acide phénique est ensuite évacué, on recommence cette manœuvre jusqu'à ce que le liquide de l'injection ressorte clair (10, 12 fois); chaque fois, la totalité du liquide injecté semblait bien ressortir. On enlève la canule et on place sur le genou un pansement de Lister.

L'opérée, une fois réveillée, était remarquablement froide, on dut la réchauffer artificiellement. Bientôt, elle perdit complètement connaissance ; pouls très petit. A midi, 1 h. 1/2 après l'opération, elle était dans le coma. Pouls à peine perceptible, température, 36°,3. Impossible de rien introduire par la bouche.

Pendant les deux heures suivantes, le coma persiste ; le pouls n'est plus perceptible : le cœur bat cependant régulièrement. Respiration fréquente, mais superficielle et suspirieuse. Les pupilles sont égales, moyennement dilatées. Les paupières ouvertes clignottent sans cesse. Légères secousses musculaires dans les membres, surtout dans les avant-bras ; celles-ci s'accroissent vers 2 heures au point de maintenir la main et l'avant-bras convulsivement fléchis. A 2 heures, température, 35°, extrémités froides et sèches, sueurs froides à la face et sur la poitrine. Insensibilité absolue.

Tous les excitants possibles furent mis en usage : l'opérée réagit quelque peu lorsqu'on l'appelle très fort, marmotte quelques paroles inintelligibles, avale un peu de café très fort et du vin. Le pouls redevient sensible, les convulsions toniques du bras disparaissent, mais les secousses musculaires persistent. La peau reste sèche, sauf à la figure où se montre encore de la sueur.

La malade vomit les liquides qu'elle vient d'absorber ; l'état général, loin de s'améliorer à la suite de cette évacuation, s'aggrave ; le collapsus réapparaît de nouveau. A 3 h. 1/2, la température est remontée à 36°,6, mais l'état semble de nouveau désespéré ; le pouls disparaît ; les battements du cœur s'affaiblissent de plus en plus ; la respiration est de plus en plus superficielle, s'accompagne de râle trachéal, les secousses musculaires disparaissent complètement et à 4 h. 1/2 (six heures après l'opération), la malade s'éteint.

Autopsie par le Dr Chiari, pratiquée le 12 janvier à 10 heures du matin (résumé). Le genou contient une sérosité rougeâtre mêlée de pus floconneux. Le synoviale articulaire est colorée en brun rouge : à sa paroi postérieure s'observent les orifices de plusieurs trajets fistuleux conduisant dans le tibia, les cartilages fémoraux et tibiaux sont détruits, par places.

Poumons assez fortement œdématiés. Le péricarde contient environ 100 gr. de sérosité jaunâtre ; le cœur, d'un volume anormal, est cependant bien contracté, appareil valvulaire intact. Myocarde pâle, assez résistant.

Foie gras. La rate de 15 cent. de longueur sur 7 cent. de largeur et 3,5 cent. d'épaisseur pèse 240 gr. est pâle et de consistance assez ferme.

Les deux reins, comme le foie, sont gris pâle. Aucune hémorrhagie dans les organes internes. Examen microscopique, rien de spécial.

Analyse chimique par le professeur Ludwig. — Des fragments de foie, de rate, de rein, du cœur, des muscles furent soumis à l'analyse : tous contenaient d'abondantes quantités d'acide phénique. Les urines, recueillies pendant l'agonie, en contenaient 4 gr. 01 par 1,000 gr.

OBSERVATION IV

(BILLROTH. Loc. cit.)

Louis H..., 75 ans, robuste pour son âge. Brûlures de la peau de l'avant-bras gauche et de la paroi thoracique gauche ; se présente à la clinique 3 jours après son accident. Ses brûlures gagnent en profondeur et il a la fièvre, la peau était dans un état intermédiaire à la production des phlyctènes et à l'escarrification totale. Etat général satisfaisant. Température, 38°.

Le lendemain (17 janvier), les brûlures furent lavées avec une solution phéniquée à 5 °/₀ et pansées avec la gaze de Lister. Le soir, collapsus rapide, température, 35°. L'état comateux se prolonge toute la nuit et la mort survient à 6 heures du matin.

Autopsie. — Atrophie cérébrale, dégénérescence graisseuse du myocarde, reins atrophiés.

OBSERVATION V

(BUSCH. *Berliner Klinische Vochenschrift*, n° 21, p. 304, 24 mai 1880.)

Depuis sept ans qu'à la clinique chirurgicale de Bonn on se sert continuellement du pansement de Lister, exécuté dans toute sa rigueur, c'est le premier accident grave qu'on ait à noter.

Enfant de 5 ans, lymphatique, atteint de coxalgie suppurée.

On ouvre l'abcès sous un brouillard phéniqué à 5 % et on applique un spica listérien sans avoir pratiqué de lavage du foyer.

Dans la journée, surviennent des vomissements mis au compte du chloroforme.

Le lendemain matin, changement de l'appareil sous le brouillard phéniqué. Dans le cours du jour, agitation, inappétences et nausées.

Vers le soir, urines phéniquées et collapsus; petitesse et fréquence du pouls, température 35°,5; abondants vomissements de matières noirâtres et selles liquides, également de couleur brune.

L'enfant vomit immédiatement ce qu'il avale.

Injections sous-cutanées d'éther. Bouteilles d'eau chaude après enlèvement immédiat du pansement.

Mort cinquante et une heures après l'opération, sans convulsion ni coma.

L'autopsie n'a rien offert de caractéristique.

OBSERVATION VI

(WEISS, Bulletins de la Société clinique, 1879.)

Une femme entre le 10 juin dernier à l'hôpital de la Pitié avec les signes d'un rétrécissement fibreux du rectum, dont la nature syphilitique était des plus probable : la santé générale de cette malade était assez bonne; rien ne contre-indiquait une tentative opératoire. Aussi, après quelques jours de repos, cette femme fut-elle opérée un matin par le procédé de rectotomie linéaire habituellement mis en usage par M. le professeur Verneuil.

Guidé par ses vues théoriques sur les plaies cavitaires, M. Verneuil, dans le but de désinfecter le foyer traumatique qu'il venait de créer, fixa, une fois l'opération terminée, une sonde de caoutchouc rouge au niveau de l'anus et y pratiqua une injection phéniquée, dont une partie seulement sortit immédiatement par l'orifice anal.

Il espérait ainsi comme la sonde remontait assez loin dans le rectum, obtenir un écoulement lent, graduel du liquide antiseptique qu'il avait injecté, et empêcher ainsi toute absorption putride au niveau de la plaie rectale.

La malade dont l'anesthésie avait été facile ne fut tirée qu'avec peine du sommeil chloroformique.

Cependant, elle finit par se réveiller et par répondre aux questions qu'on lui adressait; transportée dans son lit, la malade ne tarda pas à se rendormir; une heure après l'opération, une deuxième injection phéniquée, conformément aux ordres de M. Verneuil, fut pratiquée par la sonde, et, comme la première fois, ne fut rendue qu'en partie.

A ce moment la malade présentait déjà un état de somnolence très singulier et dont aucune excitation ne pouvait la tirer.

Vers deux heures de l'après-midi voyant qu'elle allait en s'affaiblissant de plus en plus, la sœur du service fit rechercher l'élève de garde qui trouva la patiente sans pouls, l'œil éteint et affaissée, ne respirant plus, si bien qu'il crut au premier abord qu'elle avait succombé. Comme il n'avait pas de renseignements précis sur cette malade, il crut à des accidents chloroformiques et mit en usage tous les moyens employés en pareils cas, frictions énergiques, respiration artificielle, faradisation du diaphragme.

Ces manœuvres ne restèrent pas inutiles, car les mouvements respiratoires reparurent, le pouls se releva et, au bout d'une heure de soins, la malade revenait à elle et était prise de vomissements alimentaires qui amenaient un soulagement spontané.

Mais vers quatre heures de l'après-midi, elle retombait dans le même état syncopal dont tous les efforts de l'interne de garde ne parvenaient pas cette fois à la tirer, si bien que vers six heures elle fut trouvée dans un coma complet, interrompu seulement de temps à autre par des cris rauques et inarticulés.

Les extrémités étaient froides, la face pâle. La température à 31°,1, le pouls précipité, presque insensible, par moment; il y avait de petits mouvements et des spasmes diaphragmatiques, la respiration irrégulière et rare. M. Weiss sans se rendre encore compte des accidents qu'il avait sous les yeux, pratiqua une injection sous-cutanée d'éther, fit réchauffer la malade par tous les moyens possibles et lui administra une potion d'acétate d'ammoniaque. Au bout d'un quart d'heure survenaient des vomissements bilieux, verdâtres qui se répétèrent à plusieurs reprises et qui furent suivis cette fois d'une amélioration très marquée; car vers 8 heures du soir la malade avait repris connaissance et commençait à répondre aux questions qu'on lui adressait. La température était remontée à 36°,2, la respiration avait à peu près repris son rhythme normal. Néanmoins son état

Brun.   3

demeura sérieux toute la nuit et le sommeil fut empêché par des vomissements bilieux presque continuels.

Le lendemain matin 10 juin, la faiblesse était grande, les vomissements persistaient; néanmoins l'amélioration était de plus en plus marquée.

Le pouls était de 85. La température à 37°,3. Impossibilité d'avoir des urines.

M. le professeur Verneuil en analysant les accidents qui ont été observés, écarta immédiatement l'idée d'une intoxication par le chloroforme et attribua ces symptômes à l'absorption de l'acide phénique par la muqueuse rectale. Les urines qui furent gardées d'après l'ordre de M. Verneuil présentèrent cette coloration brune spéciale qui se rencontre si fréquemment chez les blessés pansés à l'acide phénique.

Le lendemain 20 juin, l'état de la malade était des plus satisfaisants : la nuit avait été bonne, la température à 37°, le pouls à 76. Cette femme accusait seulement de l'anorexie, un peu de lourdeur de tête et quelques bourdonnements d'oreilles; elle présentait quelques selles diarrhéiques, les urines étaient bourbeuses, mais elles avaient déjà perdu leur coloration noire.

Les jours suivants, ces divers phénomènes persistèrent, mais en s'atténuant de plus en plus et on n'eut comme accident à noter qu'une éruption de pemphigus aux mains, à la face et aux oreilles, éruption dont la relation avec les accidents que nous venons de décrire ne nous paraît pas suffisamment démontrée.

Les suites locales de l'opération ont dû être bonnes et la fièvre traumatique a été modérée. Guérison.

Intoxication chronique. — Comme l'a écrit Inglessi, la forme chronique de l'intoxication phéniquée se caractérise plutôt par des phénomènes d'intolérance que par des symptômes d'empoisonnement véritable. Elle mériterait mieux, à ce titre, la dénomination d'intoxication lente, car les accidents qui la constituent sont le résultat de l'usage prolongé de l'acide phénique employé à doses faibles et non de l'absorption rapide et massive de cette substance.

Ce qui résulte de ces données c'est, d'une part, que les symptômes morbides peuvent apparaître à une époque déjà éloignée de l'application initiale de la substance toxique ; c'est, d'autre part, que chaque nouvelle application d'acide phénique, chaque changement de pansement devient l'origine d'une aggravation plus ou moins marquée des symptômes observés.

Ceux-ci diffèrent quelque peu suivant qu'on les observe chez les enfants ou chez les adultes. Chez les enfants on constate quelquefois, au début, des troubles cérébraux, sous forme d'agitation, de délire léger ou de somnolence ; chez les adultes au contraire ce sont les symptômes gastriques et fébriles qui dominent la scène.

En même temps qu'ils accusent un certain état de malaise, une céphalalgie plus ou moins violente, mais surtout très tenace, les malades se plaignent de nausées, d'inappétence et sont en proie à des vomissements rebelles à toute médication. On constate également les modifications du côté des urines sur lesquelles déjà nous avons insisté. Contrairement à ce qui a lieu dans le cours de l'intoxication aiguë, l'élévation de la température, dans les cas que nous avons actuellement en vue, paraît être la règle. Cette élévation est du reste variable et les chiffres de 38°, 39° 39°,5 sont communément notés dans les observations.

L'interprétation de ces accès fébriles a été surtout discutée par Küster et par Falkson. « Il y a des opérés, dit Küster qui, à chaque renouvellement de pansement sous le spray, à chaque lavage phéniqué, répondent par une élévation thermique sans que la plaie présente aucune particularité ; le retour à la normale a lieu généralement le jour suivant. Ce qui démontre bien que c'est l'acide phénique

qui doit être rendu responsable de cette élévation de température et non l'irritation mécanique de la plaie, c'est que
la même ascension du thermomètre ne se produit pas au
cours du traitement des plaies par l'acide salicylique ou le
thymol ».

Quelque tenté que l'on soit de faire les plus grandes
réserves sur la nature de cette fièvre *aseptique*, la valeur
qui lui est attribuée par Küster nous semble ressortir de la
lecture d'un certain nombre d'observations, et l'exemple
qu'il en reproduit, lui-même, est, croyons-nous, pleinement
démonstratif.

On fit, à une femme de 26 ans, une amputation de cuisse
pour une nécrose du tibia droit, suite d'ostéomyélite.

Peu de jours après l'opération on nota l'apparition d'accès
fébriles qui se montraient toujours quelques heures après
chaque renouvellement du pansement. En même temps la
malade devenait souffrante, perdait l'appétit, avait des
vomissements et des urines foncées ; la plaie n'était qu'atone
et sans autre anomalie.

L'intoxication carbolique ayant été soupçonnée, la gaze
phéniquée fut remplacée par l'ouate salicylée, mais on con-
tinua le spray. La température tomba de suite, mais ne
revint pas toutefois à son chiffre normal, les symptômes
s'amendèrent et lorsqu'on eut remplacé complètement l'acide
phénique par le thymol, le thermomètre descendit à 37 et la
malade se rétablit rapidement.

Bien que l'intoxication phéniquée chronique ne présente
pas une très grande gravité, puisque dans un seul cas la
persistance des accidents a déterminé un état de marasme
qui s'est terminé par la mort, sa connaissance a pour le
chirurgien la plus grande importance. Outre qu'averti de

la cause des accidents, il sera à même, en supprimant l'acide phénique, d'en amener la disparition rapide, il pourra aussi éviter, dans nombre de cas, des erreurs de diagnostic qui, ces faits lui étant inconnus, auraient été pour ainsi dire fatales.

Dans un cas, que nous rapportons plus loin, nous voyons le chirurgien en présence des troubles généraux et de l'élévation de la température craindre et attendre le développement d'un érysipèle.

Blusson raconte en outre, dans sa thèse, que Lucas Championnière put, chez une femme récemment accouchée, et par une simple suppression des lavages phéniqués, faire disparaître des symptômes que les médecins ordinaires de la malade n'avaient pas hésité à mettre sur le compte d'une infection puerpérale. La disparition rapide des accidents après la suppression du topique incriminé constitue la meilleure démonstration de l'action nocive qu'il exerce, et nous trouvons cette marche spéciale très nettement indiquée dans les quelques observations que nous reproduisons plus loin.

Avant de terminer cette étude de l'intoxication phéniquée chronique il nous faut dire quelques mots d'un accident qu'a signalé Cartaz, au congrès de Blois, en 1884, et qu'il n'a pas hésité à attribuer à l'usage des pansements phéniqués ; nous voulons parler de la paralysie vésicale.

Dans un cas, la rétention d'urine était survenue après l'emploi d'injections phéniquées intra-utérines pratiquées pour des accidents septicémiques consécutifs à un avortement.

Dans une seconde observation il s'agissait d'un vieillard atteint de fracture du col du fémur et chez lequel la paralysie vésicale s'était manifestée plusieurs jours après le traumatisme, peu après l'application de compresses phéniquées au niveau d'une escarre du sacrum. Dans les deux cas, les phénomènes de rétention avaient disparu complètement 24 heures après la suppression de l'agent toxique.

A propos de cette communication, le professeur Verneuil fit observer combien était délicate l'interprétation des faits mentionnés; la rétention d'urine se rencontrant avec la plus grande fréquence après les traumatismes, même légers, portant au voisinage de la sphère génitale et Nicaise dit n'avoir jamais rencontré d'accident analogue.

Nous devons à l'obligeance de notre ami Second la communication d'un fait qui nous paraît venir à l'appui de l'opinion émise par Cartaz.

Il s'agissait d'une femme opérée par la suture osseuse pour une pseudarthrose flottante du fémur droit. Vingt jours après l'opération, l'état de la plaie nécessita des lavages quotidiens qui furent pratiqués avec la solution phéniquée à 5 0/0. Moins d'une semaine plus tard, la malade fut prise brusquement de rétention complète et l'urine qui, jusque-là, était normale prit aussitôt la coloration noire caractéristique. Il suffit de remplacer les irrigations phéniquées par des lavages boriqués pour voir disparaître les accidents. Au bout de deux jours, la malade urinait sans le secours de la sonde et les urines avaient repris leur couleur normale. L'apparition simultanée de la rétention d'urine et de la mélanurie, leur disparition rapide après la suppression de l'usage de l'acide phénique ne semblent-elles pas, dans ce cas, avoir la valeur d'une véritable expérience?

Voici rapidement résumées quelques observations qui nous paraissent établir l'existence de l'intoxication phéniquée chronique ou à développement lent :

OBSERVATION VII

(James Wallace. *British med. journ.* 1870.)

Un garçon de dix ans, atteint d'un abcès de la hanche est pansé
avec de l'huile phéniquée à 1/8. Au bout de dix semaines de l'usage
de ce moyen, on voit se produire des vomissements, un etat de malaise
syncopal et des urines troubles sans albumine. Tous ces symptômes
disparaissent quand on cesse ce mode de pansement.

OBSERVATION VIII

(Robert Lightfoot. *British med. Journ.* 1870.)

Une femme de 50 ans ayant subi la résection du coude, des injections sont pratiquées avec une solution d'acide phénique à 1/30. En
cinq jours se manifestent de la fièvre avec état saburral, vomissements, angoisse, pâleur, abattement. Tous ces symptômes disparaissent en même temps qu'on cesse le pansement et reprennent
avec lui pour cesser de même, et cela jusqu'à trois fois.

OBSERVATION IX

(Sonnenburg. *Deutsche ferting fur Chirurgie*, IX, p. 336.)

Albrecht Frasiske, 10 ans. Résection de la hanche le 8 janvier 1877.
Pendant l'opération, l'extrémité supérieure du corps du fémur, qui
était le siège d'une ostéoporose très manifeste, se casse, et il en
résulte une pseudarthrose et la formation de séquestres.

Deux opérations de nécrotomie sont faites secondairement. Dans
l'intervalle, les fistules sont injectées avec une solution phéniquée
forte (5 0/0). Au bout d'un certain temps, on voit se développer
assez subitement un malaise général, de l'anorexie, des maux de
tête. Une élévation considérable de la température qui s'élève à 39°,
si bien que l'on croit au développement prochain d'un érysipèle.

Loin de là, dès qu'on eut cessé les pansements phéniqués, ces divers phénomènes disparurent avec rapidité pour se reproduire à plusieurs reprises, dès qu'on reprenait le même mode de traitement.

OBSERVATION X

(Sonnenburg. Loc. cit.)

Lustig Joseph, 42 ans, nécrose du fémur. Nécrotomie. Pansement phéniqués. On voit se développer une mélanurie très accusée, des troubles gastriques, de l'anorexie, des vomissements. On constate dans l'urine l'absence de sulfates à l'aide du chlorure de baryum. Aussi donne-t-on au malade de l'acide sulfurique (5 p. 200). Le soir, déjà l'urine prenait une coloration plus claire et il y a des traces de précipité par le chlorure de baryum.

Le lendemain ce précipité était plus abondant et les troubles gastriques avaient disparu en partie.

Avant d'aborder la discussion d'un certain nombre de cas dans lesquels les accidents nous paraissent avoir été à tort attribués à l'acide phénique, nous croyons devoir justifier l'importance que nous avons attribuée aux observations que nous avons nous-même rapportées. Il nous suffira pour cela de rappeler en quelques mots l'analogie qu'elles présentent avec les intoxications provoquées chez les animaux et avec les phénomènes constatés chez l'homme après un empoisonnement ou l'usage de l'acide phénique à l'intérieur.

Lemaire, P. Bert, Ferrand ont, dans leurs travaux remarquables, exposé en détail les résultats fournis par l'expérimentation et Küster dans le mémoire auquel nous avons fait déjà si souvent allusion, a contrôlé et confirmé en partie les recherches de ses prédécesseurs.

Chez les animaux, l'absorption de la substance toxique

est immédiatement suivie d'une période d'excitation qui se manifeste par des mouvements convulsifs que nous n'avons vu, il est vrai, exister chez l'homme que dans de rares exceptions. Mais ce qui est non moins bien établi c'est que, au bout de peu de temps, ces convulsions disparaissent et que l'animal est rapidement plongé dans un collapsus profond avec sueurs et salivation abondantes, hypothermie, accélération et irrégularité des mouvements respiratoires.

Il y aurait entre les phénomènes expérimentalement produits et les symptômes que nous avons étudiés une analogie complète, si la coloration noire de l'urine, sur laquelle nous avons longuement insisté, n'avait fait défaut dans tous les cas d'empoisonnement provoqués par Lemaire, par P. Bert et par Ferrand. Quelque importante qu'elle soit, cette différence ne doit pourtant pas nous surprendre, car c'est très exceptionnellement que la mélanurie a été signalée chez l'homme dans le cas où l'empoisonnement a été le résultat de l'introduction de l'acide phénique par les voies digestives.

En dehors de cette modification d'ailleurs inexplicable le tableau clinique est dans ces derniers cas identique à celui que nous avons essayé de tracer.

C'est un fait dont il est facile de se rendre compte en se reportant à la description si magistralement écrite par Tardieu, de l'empoisonnement par le phénol, et en lisant avec attention les observations d'intoxications rapportées par Blusson et survenues au cours de fièvres typhoïdes traitées par les lavements phéniqués.

A côté de faits nettement établis d'intoxications produites par l'emploi chirurgical de l'acide phénique il en est,

avons-nous dit, un certain nombre d'autres qui, publiés
comme tels, sont passibles, peut-être, d'une interprétation
différente. C'est dans les cas foudroyants et promptement
mortels que la confusion est, on le conçoit, difficile à éviter
et c'est entre les causes de la mort prompte, si nombreuses
et d'une interprétation si délicate, que l'on est généralement
appelé à faire le diagnostic. Comme l'a écrit, en effet, le
professeur Verneuil, « il ne faut pas oublier que bon nombre
de chirurgiens, qui ne tiennent point compte des contre-
indications et opèrent à tort et à travers, trouvent commode
d'attribuer leurs revers à des circonstances accessoires plus
ou moins insignifiantes. Pendant un certain temps ils ont
chargé l'acide phénique de tous les péchés d'Israël ; un peu
plus tard, l'iodoforme a endossé la responsabilité des insuccès. En examinant avec soin les causes de la mort on reconnaît bien souvent que le topique employé n'a joué aucun
rôle ».

Küster, Falkson, Kocher qui ont fait de l'intoxication
phéniquée l'étude la plus intéressante et la plus complète,
s'entendent pour reconnaître combien, dans les accidents
qui suivent le traumatisme opératoire, il est difficile de
faire la part exacte de ce qui doit être attribué au chloroforme, à l'hémorrhagie, au choc ou à l'acide phénique.

C'est, dit-on, au cours même de l'opération, que débutent
les accidents produits par le chloroforme et leur évolution
est si brusque que l'hypothèse d'une intoxication phéniquée
ne saurait venir à l'esprit.

Si la distinction est, en effet, généralement facile, nous
ne devons pas oublier cependant que dans certains exemples
d'intoxication la pâleur de la face, le refroidissement, le
collapsus se sont montrés au cours même de l'anesthésie et

qu'ils se sont en quelques heures terminés par la mort.

C'est, au dire de Küster, avec le choc traumatique que la confusion a été le plus souvent faite et peut être d'après lui, pourrait-on expliquer ainsi les différences qui existent entre les statistiques opératoires publiées en Allemagne et en Angleterre.

Prenant. le relevé publié par Reyher des amputations pratiquées par Lister à l'infirmerie d'Edimbourg, du 1er janvier 1870 au 31 décembre 1873, il note que sur 21 cas terminés par la mort 18 fois cette terminaison a été attribuée à l'anémie, au choc ou à l'épuisement. Ce sont là, dit-il, comme l'a déjà fait remarquer Kronlein, des chiffres bien élevés et des termes sans aucune précision ; l'empoisonnement phéniqué aigu n'aurait-il pas pu dans quelques-uns de ces cas être invoqué avec plus de raison ?

Sans nier les allégations formulées par Küster et par Rouge (de Lausanne), et tout en reconnaissant avec eux la fréquence anormale dans la statistique qu'ils rapportent des morts par « Schock, Anemia, Exhaustion » il nous paraît impossible, en l'absence d'aucun détail, de distinguer dans ces cas la part qui aurait pu être faite soit à l'acide phénique, soit à toute autre complication.

Si l'on songe, du reste, à la signification vague du terme « choc traumatique » qui, ainsi que l'a montré Verneuil, ne sert le plus souvent qu'à masquer l'ignorance du chirurgien et dont les raisons, quand on sait les chercher, peuvent être souvent trouvées, on comprendra que ce soit non pas avec lui, mais avec ses causes diverses que le diagnostic de l'intoxication doive être discuté.

L'observation suivante, publiée par Rheinstadter, nous paraît avoir été bien à tort donnée comme un exemple d'intoxication phéniquée.

Il s'agissait d'une femme qui avait été opérée d'un fibrome utérin rétro-cervical. Comme la suppuration qui se produisait dans les débris de la capsule élevait la température du soir à 39°, on fit chaque jour deux lavages et la nuit une injection vaginale avec une solution phéniquée à 2 p. 100.

Un jour, en faisant l'injection comme d'habitude, on remarqua qu'elle ne s'écoulait pas au dehors ; à ce moment la malade porta la main à sa tête, poussa un cri, perdit connaissance et fut prise de convulsions toniques des extrémités ; le visage pâle était couvert d'une sueur froide ; la respiration d'abord complètement arrêtée, revint peu à peu, le pouls était petit, impossible à compter ; l'abdomen était ballonné et on y trouvait de la matité à la percussion dans la région inguinale et lombaire. Une demi-heure après la connaissance revint.

La rapidité d'apparition et d'évolution des accidents nous paraissent nettement, dans ce cas, venir à l'encontre de l'opinion exprimée par l'auteur, et nous sommes bien plutôt porté à admettre qu'il s'est agi là de ces phénomènes syncopaux d'origine réflexe que, depuis les travaux de Goltz et de Tarchanoff, on attribue à l'irritation brusque et violente du sympathique abdominal.

C'est d'une façon analogue que doivent être interprétés, croyons-nous, certains accidents survenus à la suite d'injections phéniquées pratiquées dans la plèvre.

König, analysant un travail de Fraenkel sur les résultats de l'empyème, considère comme un exemple d'intoxication phéniquée aiguë une observation qui peut se résumer ainsi : « Empyème ancien, traité six mois auparavant par la résec-

tion de deux côtes. Injections d'une solution phéniquée à
2 0/0. Phénomènes immédiats de schock, puis convulsions
toniques et cloniques et mort en 3 jours ».

C'est se montrer, avouons-le, bien injuste envers l'acide
phénique que de lui attribuer cet insuccès, et c'est oublier
surtout que des accidents semblables ont été signalés par
Maurice Raynaud, Roger, Vallin, Lépine alors que l'injection avait été pratiquée avec un tout autre liquide.

Il nous suffira, à l'appui de notre allégation, de résumer
en quelques mots une observation de Dumontpallier. « Empyème ancien dans lequel on pratique depuis quelque temps
déjà des injections iodées sans aucun accident. Un matin
l'injection est poussée avec un peu de violence. La malade aussitôt pousse un cri et perd connaissance ; pâleur extrême du visage ; corps couvert de sueurs froides ; la respiration s'arrête ; insensibilité générale. Après une demi-heure
la malade recouvre connaissance. »

N'est-ce pas à s'y méprendre le tableau clinique observé
par Fraenkel, et n'est-il pas plus rationnel, avant de croire à
l'action toxique du liquide employé, de faire jouer un rôle,
dans la pathogénie de ces accidents, à l'action mécanique
exercée à la surface de la plèvre.

L'état de collapsus qui succède aux opérations graves, aux
pertes de sang abondantes a été quelquefois aussi mis peut
être sur le compte de l'empoisonnement phéniqué.

Deux observations de Küster méritent, à ce point de vue,
d'être rapportées. Dans un cas il s'agit d'un empyème. « Incision double en avant et en arrière, résection d'une côte au
niveau de la plaie postérieure. *Blessure de l'artère intercos-
tale correspondante liée avec quelque difficulté.* Spray carbolique ; lavage de la cavité pleurale avec une solution phé-

niquée à 2 1/2 pour 100. Pendant l'application du pansement, le pouls devient insensible ; faciès livide, pupilles contractées ; malgré tous les soins voulus l'enfant ne se rétablit pas ; la peau reste froide. Mort 3 heures après l'opération. Pas d'autopsie. »

La seconde observation est non moins intéressante. « Un ouvrier fort et bien portant ayant eu les deux jambes brisées par une barre de fer est apporté à l'hôpital. *Dans l'intervalle il avait perdu beaucoup de sang et se trouve au moment de la réception dans une mare de sang coagulé.* Toutefois malgré un état très marqué d'anémie, il garde encore sa connaissance. Pas de schock.

« Amputation de la jambe gauche immédiatement au dessous du genou, pas d'hémorrhagie. On lave ensuite la jambe droite fracturée et dont les muscles sont déchiquetés avec une solution phéniquée à 5 0/0. Pansement de Lister.

« Pendant la nuit, *hémorrhagie du moignon qui détermine l'assistant à défaire le pansement sous le spray pour trouver le vaisseau qui donnait du sang. Il ne le trouva que difficilement, après une heure de recherches.* Immédiatement après le malade tombe dans le collapsus et meurt. Pas d'embolie graisseuse dans les poumons, pas d'autres lésions. »

Sans que nous puissions affirmer, en l'absence de détails nécroscopiques suffisants, quelle a été dans ces deux cas la cause réelle de la mort, ce n'est qu'avec des réserves bien prononcées que nous croyons possible d'accepter l'hypothèse d'intoxication admise par Küster.

Bien qu'elle se manifeste, en général, par des symptômes différents, l'embolie graisseuse n'est pas cependant sans avoir quelquefois, elle aussi, donné le change. Nous n'en voulons pour preuve que le fait suivant recueilli par Falkson dans le service de Schœnborn, et dans lequel les accidents avaient été tout d'abord attribués à l'acide phénique : « Claire S..., 11 ans, un peu anémique. Arthrite purulente du genou. Résection du genou qui dura peu de temps et n'amena presque pas d'hémorrhagie.

« La malade se réveille difficilement et incomplètement. Pupilles un peu rétrécies, pâleur de la face, peau très fraîche, sueurs froides et visqueuses, pouls très petit et fréquent, respiration accélérée. Température 36°, vomissements. Trois heures 1/2 après l'opération, coma, sueurs profuses, suspension de la respiration, disparition du pouls, mort sans dyspnée notable.

« L'examen du sang et des urines n'y fait découvrir que des traces d'acide phénique. Dans les poumons, les embolies graisseuses étaient tellement nombreuses et visibles que le professeur Neumann put les montrer à ses élèves sur chaque préparation. »

N'est-il pas aussi permis de supposer que, à l'égal du choc traumatique, l'intoxication phéniquée a servi dans quelques statistiques à masquer certains faits de septicémies foudroyantes. Discutée par Kocher, cette opinion nous semble très soutenable, et la seconde observation de son mémoire nous paraît être un exemple d'une semblable confusion. Dans ce cas, en effet, l'élévation de la température, l'hémorrhagie secondaire qui détermina la mort s'expliquent beaucoup mieux par l'hypothèse d'une septicémie que par celle d'intoxication carbolique.

Il est enfin une dernière cause de mort prompte à laquelle il faut toujours songer avant de se ranger à l'idée d'une intoxication phéniquée qui ne paraît pas nettement démontrée; nous faisons allusion à ces cas, si bien étudiés par

Verneuil, dans lesquels les complications survenues après les opérations, peuvent et doivent être mises sur le compte d'une lésion viscérale que vient révéler l'autopsie.

Si l'insuffisance des renseignements permet à nombre d'observations d'échapper à une analyse et à une critique spécialement faites à ce point de vue (l'état des viscères n'est que bien exceptionnellement noté aux autopsies), il en est quelques-uns cependant où les lésions viscérales sont signalées par les auteurs, sans autre insistance du reste et comme s'ils les considéraient comme tout à fait insignifiantes. Nous insisterons plus loin sur le rôle important qu'elles doivent jouer, au contraire, lorsque nous étudierons l'influence exercée par l'état du blessé ou de l'opéré, sur l'apparition de l'intoxication phéniquée.

On s'étonnera peut-être, qu'à propos des différents cas auxquels nous venons de faire allusion, nous n'ayons pas insisté davantage sur la valeur diagnostique qui aurait pu être attribuée à la mélanurie. Qu'on se souvienne que la coloration noire des urines a été, dans nombre de cas, observée en dehors de toute intoxication et on comprendra que sa constatation isolée ne puisse être que d'une utilité très relative.

Associée à la diminution de la quantité d'urine émise et à l'augmentation de sa densité elle aurait, d'après Falkson, une importance autrement significative ; aussi ne saurions-nous trop conseiller en présence d'une intoxication nettement accentuée ou douteuse, d'avoir recours à ces divers examens. Il pourront, tant au point de vue du pronostic que du diagnostic, si l'opinion de Falkson est exacte, fournir les résultats les plus importants.

Nous avons, dans les pages précédentes, tout en mention-

nant les erreurs qui, dans certains cas, nous avaient paru
avoir été commises, reconnu l'existence de l'intoxication
produite par l'acide phénique employé en pansements.

Pour expliquer l'apparition si variable et si capricieuse
de cette intoxication il nous faut examiner maintenant les
conditions au milieu desquelles elle s'est le plus souvent
développée ; l'influence exercée à ce sujet par le mode
d'emploi de la substance, la nature de la plaie, l'état général
du blessé ou de l'opéré doit être soigneusement et successivement examinée.

Falkson, dans son intéressant mémoire, a cherché à faire
la part qui, dans les intoxications, devait revenir à l'emploi
de la gaze seule, du spray ou des lavages. La gaze phéniquée
a, d'après lui, les propriétés les moins toxiques, et cela
s'explique, dit-il « puisque pour la fabriquer on se sert de
graisse et de résine destinées à fixer l'acide phénique et à
le rendre aussi peu résorbable que possible ». Il rapporte,
à l'appui de son assertion, l'observation d'un homme qui
portait sur une vaste surface ulcérée de la gaze phéniquée
et qui n'éliminait par ses urines qu'une très faible quantité de cette substance.

Bien que vraie pour la majorité des cas, l'opinion de
Falkson ne doit pas être acceptée cependant d'une manière
exclusive et Billroth a publié un fait dans lequel les accidents
ne purent être raisonnablement attribués qu'à la gaze ser-
vant au pansement. (Voy. observ. II.)

Depuis plusieurs années déjà, certains auteurs se sont
avec insistance élevés contre l'emploi du spray pendant les
opérations et les pansements. On adressa tout d'abord à la
pulvérisation le reproche d'irriter et d'engourdir les mains
du chirurgien, d'obscurcir le champ opératoire (Demarquay).

Volkmann, Nusbaum, Lucas-Championnière s'élevèrent alors avec raison contre les récriminations de ceux qui lui reprochaient encore d'empêcher la coagulation du sang et de favoriser les hémorrhagies. Encouragés par les recherches expérimentales poursuivies en France par M. Perrin et le professeur Gosselin; en Allemagne par Nœgele, Bruchner, Frische, Vernich, trois chirurgiens Trendelenburg, Bruns et Mikulicz se livrèrent contre le spray à d'impitoyables réquisitoires. Les deux premiers insistèrent sur les désavantages du spray phéniqué pour les mains de l'opérateur et cherchèrent à prouver par leurs statistiques que l'on pouvait obtenir d'excellents résultats sans l'emploi de la pulvérisation. Mikulicz n'hésita pas à écrire que l'action du spray était trop peu énergique pour détruire les germes ; « on pourrait, dit-il, l'accuser au contraire, d'entraîner mécaniquement des germes dans les plaies, de gêner l'opérateur, de n'être pas sans danger pour l'opéré, surtout lorsque de larges surfaces sont mises à découvert, parce qu'il refroidit et irrite la plaie ».

Chez beaucoup de malades de la clinique de Billroth, la température axillaire a été prise par Mikulicz immédiatement après de longues opérations pratiquées sous le spray. Des températures de 35° furent communément relevées et dans un cas même, après une amputation du sein, le thermomètre marqua 32°,4 ; le retour à la normale ne se fit qu'au bout de 6 ou 10 heures.

Falkson a, de son côté, constaté fréquemment le refroidissement post-opératoire. « Ce n'est que rarement, dit-il, que le malade présente une température de 37° quand il a été longuement exposé au spray et largement lavé à l'eau phéniquée ou salicylée ».

Que la pulvérisation dirigée directement et de près sur une surface douée d'un pouvoir absorbant considérable comme la séreuse péritonéale puisse aboutir au refroidissement et à l'intoxication, nous ne le nierons pas ; mais il nous semble que dans les différents cas rapportés par Mikulicz et par Falkson le refroidissement a pu reconnaître des causes très diverses, et nous croyons qu'il doit être souvent bien difficile, pour ne pas dire impossible, de faire dans la pathogénie de cet accident, la part exacte de l'hémorrhagie, du spray, et des lavages phéniqués.

Ce qui nous semble surtout de nature à motiver nos doutes, ce sont les résultats favorables obtenus par le professeur Verneuil qui, pour certains cas, nettement déterminés, a élevé la pulvérisation phéniquée à la hauteur d'une véritable méthode thérapeutique. « Sans préjuger de l'avenir, dit-il, et en m'en référant uniquement à ce que j'ai vu et fait, je puis assurer que le spray prolongé ou continu est un des plus puissants procédés de la méthode antiseptique ».

Une seule fois, à sa connaissance, le spray s'est montré nuisible et voici dans quelles circonstances. « Chez un jeune homme de province atteint d'abcès de la paroi thoracique devenu fistuleux, j'avais débridé largement le foyer souscutané, réséqué dans l'étendue de 8 centimètres une côte malade, enfin ouvert et drainé le foyer purulent intra-thoracique. Pour assurer la désinfection de ces diverses régions de la plaie, la pulvérisation fut pratiquée deux ou trois fois dans les vingt-quatre heures avec la solution phéniquée tiède.

« Tout alla bien jusqu'au quatrième jour, mais à ce moment le malade fut pris d'un accès de fièvre, de point de côté et de congestion pulmonaire. Le médecin ordinaire, fort éclairé d'ailleurs, qui dirigeait la cure, pensa même qu'il y avait un commencement de pleurésie. La pulvérisation fut aussitôt suspendue et un large vésicatoire fut appliqué sur la paroi thoracique. Les accidents cessèrent aussitôt ».

Bien qu'insistant longuement sur l'action nocive du spray, Falkson attribue aux lavages abondants l'influence la plus marquée dans la pathogénie de l'intoxication carbolique. C'est l'opinion depuis longtemps déjà formulée par Lister. « Je crois, dit-il, que le grand secret de notre immunité relative vis-à-vis de ces effets toxiques consiste en ce que nous évitons autant que possible toute action non nécessaire de l'acide carbolique sur nos tissus ».

Lucas-Championnière n'est pas, à ce sujet, moins affirmatif et, pour lui, les accidents doivent être attribués le plus souvent sans doute « à la débauche d'acide phénique à laquelle se livrent certains imitateurs de Lister qui compensent leur inexactitude dans l'observance des préceptes par un abus invraisemblable de l'antiseptique ».

Une observation de Langenbuch nous semble tout naturellement trouver ici sa place. « Il s'agissait de pratiquer la résection du genou sur un garçon âgé de 10 ans. Les instruments, les sutures, les pièces à pansement se trouvaient depuis des heures déjà dans une solution phéniquée à 5 0/0. Le membre malade fut lavé et désinfecté. Les mains de l'opérateur et de ses aides furent soigneusement lavées dans la même solution. Spray à 2 1/2 pour 100. L'opération faite, *on inonde la nouvelle plaie d'une solution à 5 0/0.* La plaie est finalement suturée et drainée. On place le membre dans un appareil auquel on n'épargne nullement l'acide carbolique après l'avoir enveloppé d'un pansement phéniqué très étendu. De temps à autre, on humecte le pansement avec

une solution phéniquée à 2 0/0. *On avait donc, au point de vue antiseptique, pris toutes les précautions désirables.*

« Le soir même le malade est pâle, la peau est couverte de sueurs froides, les pupilles immobiles, le regard éteint Temp. 34°. La suppression complète du pansement phéniqué fut suivie d'une amélioration qui, en quelques jours, aboutit à la guérison. »

Il nous paraîtrait difficile d'attribuer les accidents dans ce cas à une autre cause qu'à l'emploi exagéré de la solution phéniquée.

Le titre de la solution peut-il avoir quelque influence sur le développement des accidents ? Küster, tout en émettant l'hypothèse que la solution forte doit, plus que la faible, s'opposer à l'absorption par la coagulation prompte qu'elle détermine, ne se croit pas en droit de poser à ce sujet aucune conclusion. C'est encore sans preuves convaincantes que, s'appuyant sur les mêmes raisons, Jeannel croit à la toxicité plus grande des solutions peu concentrées.

A côté de la responsabilité qui paraît devoir incomber au mode d'emploi de la substance, quelle est celle qu'il convient d'attribuer à la nature de la plaie pour laquelle on l'emploie ?

Toute solution de continuité pansée à l'acide phénique peut devenir, dans certains cas spéciaux, l'origine d'une intoxication et quelquefois même l'absorption de la substance toxique semble se faire par la peau saine.

Langenbuck qui croit que cette absorption se fait principalement par les glandes sudoripares a publié, à l'appui de son opinion, une observation intéressante : « Une fillette fut admise dans mon service pour une coxalgie. La marche fut subaiguë ; peu de douleur, pas de fièvre ; pendant

7 semaines traitement avec l'appareil extenseur ; formation d'abcès autour du grand trochanter. Ouverture de l'abcès sans chloroforme et sous une antisepsie rigoureuse ; désinfection de la peau avec la solution à 5 0/0. Spray à 2 0/0.

« L'incision mesura tout au plus 3 centimètres et le pus en sortit presque en totalité. Je n'introduisis rien dans la cavité, ni doigt, ni sonde, ni drain ; pansement phéniqué lavé dans une solution à 2 0/0. Le soir, léger collapsus et vomissements répétés. Temp. 36°,4. Pendant la nuit le collapsus augmente, la peau se couvre de sueurs froides, faciès cholérique. »

Un certain nombre de faits, analogues au précédent, tendraient à faire supposer que l'étendue de la plaie n'agit en rien dans le développement de l'intoxication et il en est aussi quelques autres qui montrent jusqu'à l'évidence que les plaies granuleuses sont loin de jouir de l'immunité qu'on aurait au premier abord été tenté de leur attribuer. Il n'en reste pas moins absolument établi par le plus grand nombre des observations que c'est dans certaines conditions déterminées de siège et de nature de la plaie que les intoxications se sont le plus souvent produites ; ce sont ces conditions spéciales qu'il nous faut maintenant chercher à mettre en relief.

Les plaies fraîches et de grande étendue exposent à l'intoxication en raison de l'absorption facile qui s'exécute au niveau des vaisseaux divisés. Les plus dangereuses, d'après Kocher, sont celles qui donnent accès dans les cavités articulaires ou les espaces médullaires des os. Il se produirait, dans ces cas, une absorption aussi rapide que celle qui résulterait de l'introduction directe du poison dans le sang et la même opinion a été très nettement exprimée par Falkson,

Sans nier l'importance, au point de vue spécial qui nous occupe, des solutions de continuité portant sur le tissu osseux dont la faculté d'absorption est, en effet, depuis bien long-temps connue, nous croyons que les plaies anfractueuses et les plaies cavitaires sont à mettre au premier rang de celles qui prédisposent aux intoxications. Falkson a montré com-bien était rapide l'absorption de l'acide phénique au cours d'opérations pratiquées sur le péritoine. Küster, de Céren-ville, Dupont (de Lausanne), Chevassus ont publié de remar-quables exemples d'empoisonnements survenus à la suite d'injections phéniquées pratiquées dans la plèvre. Volkmann, Nussbaum, Lucas-Championnière, Jeannel ont, de leur côté, insisté sur la fréquence de ces intoxications dans les cas d'opérations pratiquées au voisinage de la région ano-rec-tale.

Dans tous les cas précédents, la même cause a présidé, croyons-nous, au développement des acccidents et Jeannel l'a nettement indiquée dans les lignes suivantes « : Sans avoir grande foi dans la prédisposition individuelle et surtout sans rien accorder au hasard, je crois que dans les plaies cavitaires au moins, l'intoxication est à craindre à la suite d'injections phéniquées, lorsque le retour du liquide se fait mal ou ne se fait pas. La rétention du liquide est la cause unique de l'intoxication qui se produit aussi facilement avec les solutions faibles qu'avec les solutions fortes. Ces dernières ne sont même pas aussi dangereuses qu'on serait tenté de le croire : car l'action caustique et coagulante qu'elles exer-cent sur les tissus en modifie les qualités physiques et la puissance endosmotique ».

Très nettement marquée dans les observations de Dupont, de Chevassus et aussi dans un cas d'empyème dont l'histoire

nous a été très obligeamment communiquée par Oberlin
l'influence de la rétention ne s'est pas montrée moins manifeste chez les malades observés par Weiss et par Ozenne. Si
l'on songe à la faculté de résorption dont jouissent les cavités
naturelles séreuses et muqueuses, l'apparition des accidents
dans les conditions que nous venons d'énumérer n'a rien qui
doive surprendre, c'est là une considération qu'il importait
de nettement énoncer pour pouvoir en déduire tout à l'heure
une indication thérapeutique précise.

Pour en terminer enfin avec cette importante question
de la pathogénie des intoxications phéniquées, il nous faut
envisager encore les différences de résistance qui paraissent
être sous la dépendance de l'état des blessés ou des opérés.

Bien que la plupart des chirurgiens semblent admettre
que les accidents d'empoisonnement se manifestent indifféremment dans les deux sexes, Küster dit les avoir rencontrés
presqu'exclusivement chez des femmes.

Un fait qui est admis par tous, et surabondamment démontré, c'est la susceptibilité toute spéciale que présentent les
enfants et la gravité qu'acquièrent rapidement chez eux les
accidents d'intoxication.

Signalée déjà par Lister, Nussbaum, Lucas-Championnière, cette susceptibilité du jeune âge est également mentionnée par Küster, Kocher, Falkson, et nombreux sont les
faits qui viennent la démontrer d'une façon péremptoire.

Guyon a cité le cas d'un enfant de dix ans souffrant d'un
abcès de la hanche; on recouvrait les bords de la plaie d'un
linge trempé dans une solution d'huile phéniquée; le petit
malade présenta de graves accidents.

Lucas-Championnière dit avoir vu périr dans le collapsus,
avec des urines noires, des enfants auxquels des nourrices

imprudentes avaient appliqué une compresse d'huile phéniquée sur les fesses et sur les jambes.

Rouge (de Lausanne), a eu l'occasion de voir un enfant de
cinq mois qui succomba à une intoxication phéniquée provenant d'un pansement enveloppant la partie supérieure des
bras et fait d'une compresse simple imbibée d'une solution
à 2 1/2 pour 100.

Le Dentu a communiqué à la Société de chirurgie le fait
suivant : Ayant incisé un kyste au cou d'un enfant, il plaça
dans la cavité ouverte deux tubes à drainage et fit un pansement à l'acide borique. Quel ne fut pas son étonnement
lorsque, le lendemain, la mère lui montra que le petit opéré
avait rendu des urines noires. Les tubes employés par
Le Dentu avaient, en effet, macéré dans l'acide phénique.

Tout récemment, enfin, Dreyfous communiquait à la
Société clinique deux observations analogues. Dans un cas
les symptômes d'empoisonnement s'étaient développés rapidement et avaient pris de suite un caractère menaçant après
l'application d'une simple bandelette de gaze phéniquée sur
une plaie de circoncision.

A côté de l'âge, l'état de faiblesse et d'épuisement des
sujets est donné généralement aussi comme favorisant la
résorption phéniquée. Se basant sur les expériences qu'il a
pratiquées chez les animaux, Küster considère comme particulièrement néfaste l'influence exercée par l'anémie brusque
produite par une abondante hémorrhagie.

C'est aussi l'opinion de Falkson qui, dans l'espoir de pré-
venir cette absorption trop rapide, conseille pendant les opérations la constriction préalable de la racine des membres
et l'emploi de la bande d'Esmarch. Non moins important du
reste semble être l'affaiblissement qui résulte d'une longue

maladie, d'une suppuration longtemps prolongée. Kocher,
qui insiste sur ce fait, n'hésite pas à reconnaître que les
malades dont il a eu à déplorer la perte étaient dans un état
absolument lamentable, et Küster affirme que dans ses cas
l'opération n'était tentée le plus souvent qu'en désespoir de
cause.

Si l'état cachectique joue comme nous venons de le voir
un grand rôle dans le développement de l'intoxication phéniquée, il est des cas où une affection viscérale antérieure
nous paraît avoir été la cause principale de l'apparition des
accidents.

Le plus souvent, il est vrai, les examens nécroscopiques
manquent ou sont incomplets et la mention « rien de particulier à noter du côté des viscères » est trop généralement
employée sans qu'il soit fait mention d'un examen spécial.
Il n'en est pas moins vrai que, dans quelques cas mieux
observés, des lésions des viscères et en particulier des reins
sont nettement notées.

Chez un vieillard de 74 ans, observé par Billroth et qui
succomba à une intoxication phéniquée, provoquée par un
lavage à la solution à 5 0/0 pratiqué sur une brûlure étendue de l'avant-bras et de la poitrine, l'autopsie montra une
atrophie cérébrale, une dégénérescence graisseuse du myocarde et des *reins atrophiés*.

Dans l'observation publiée par Ozenne, en même temps
qu'il permit de noter la rétention d'une certaine quantité de
liquide injecté qui avait évidemment dû favoriser l'intoxication, l'examen cadavérique fit reconnaître un foie volumineux, jaune pâle, dégénéré et des *reins nettement graisseux*.

Chez un homme, enfin, opéré par Nussbaum d'extirpation
du rectum pour cancer, et qui succomba avec les symptômes

ordinaires du collapsus carbolique, on trouva que le cœur et les gros vaisseaux étaient athéromateux et que *les reins portaient plusieurs kystes gros comme le poing d'un enfant.*

Nous avons vu plus haut l'importance que présente le filtre rénal au point de vue de l'élimination des produits toxiques qui résultent de l'introduction de l'acide phénique dans l'économie. Si nous nous rappelons, d'autre part, ce qu'a dit autrefois le professeur Bouchard et ce qu'a depuis écrit son élève Chauvet « que les maladies des reins rendent toxiques les médicaments actifs administrés même à petites doses », il nous semble bien évident que dans les cas que nous venons de signaler c'est à la lésion rénale préexistante qu'il faut faire jouer le plus grand rôle dans la pathogénie des accidents d'intoxication.

Les développements que nous avons donnés à l'étude des conditions diverses au milieu desquelles éclatent le plus souvent les accidents d'intoxication phéniquée nous permettront de naturellement en déduire un certain nombre d'indications thérapeutiques.

Dans la crainte de voir apparaître des accidents qui, en raison de leur évolution rapide, pourraient ne pas être enrayés, il sera prudent de n'employer qu'avec réserve l'acide phénique chez les enfants et de se servir, pour cette chirurgie spéciale, d'un antiseptique moins toxique, l'acide borique, par exemple.

Au cours des opérations sérieuses, surtout si elles portent sur les articulations, les cavités séreuses ou muqueuses douées d'un pouvoir absorbant marqué, les trop grands lavages devront être autant que possible évités et les inondations véritables seront absolument proscrites.

Dans les cas où dans une cavité naturelle ou accidentelle des irrigations continues ou temporaires seront nécessaires, le retour parfait de la solution injectée devra être facilement assuré. C'est grâce à cette précaution spéciale que les accidents d'intoxication seront évités et il n'est pas douteux que c'est ainsi que peuvent être expliqués les résultats remar-quables obtenus par Pinard et Varnier dans les cas d'irrigations continues intra-utérines. Pour les cavités naturelles douées d'un pouvoir absorbant considérable, la bouche, le rectum, les plèvres, la crainte des intoxications, si l'écoulement des liquides n'est pas absolument assuré, devra engager à l'emploi d'un antiseptique mieux toléré que l'acide phénique, le chloral par exemple.

Que convient-il de faire lorsque l'intoxication est nettement déclarée ? Pour éviter l'aggravation des accidents déjà produits, le premier devoir du chirurgien doit être de faire disparaître les différentes pièces du pansement incriminé. Sonnenburg conseille, il est vrai, malgré la constatation de phénomènes légers de continuer l'emploi du phénol tant que l'acide sulfurique persiste dans l'urine en quantité appréciable. N'obéir qu'à cette indication, ce serait s'exposer, croyons-nous, à des mécomptes et on ne doit pas oublier que dans certains cas des intoxications d'apparence légère à leur début se sont aggravées subitement sans application phéniquée nouvelle et du fait seul du maintien du premier pansement.

En même temps que le pansement sera supprimé et pour combattre l'effet toxique déjà produit, plusieurs moyens thérapeutiques pourront être mis en œuvre.

L'indication qui se pose en premier lieu, c'est de sortir le blessé ou l'opéré de l'état de collapsus dans lequel il est

plongé du fait de son intoxication. C'est à ce titre que pourront être employées avec avantage les injections d'éther ou de musc, le réchauffement, les frictions avec une brosse. Pour favoriser et hâter l'élimination du poison, Falkson a proposé de faire absorber au malade de grandes quantités de liquides. C'est aussi pour activer la sécrétion rénale que Nussbaum a conseillé les applications sur les membres de linges trempés dans l'eau froide, les injections sous-cutanées d'atropine. Kocher, dans plusieurs de ses cas d'intoxication phéniquée a pratiqué la transfusion et de Cérenville a publié un succès qu'il a cru pouvoir attribuer à ce mode d'intervention.

A côté de ces différents moyens qui s'adressent aux symptômes produits et dont il est, à vrai dire, impossible de déterminer la valeur relative, Sonnenburg a préconisé une médication spéciale et antidotique.

Admettant avec Baumann que l'acide phénique se trouve dans l'organisme à l'état de phényl-sulfate, il pense que la toxicité de ce produit peut être annihilée par sa combinaison avec un alcali. Guidé par cette idée théorique il conseille l'emploi du sulfate de soude à l'intérieur. Il en résulterait, croit-il, la formation d'un phényl-sulfate alcalin non nuisible, et l'effet toxique du phénol se trouverait ainsi annihilé.

A l'appui de cette opinion, Sonnenburg a rapporté un certain nombre d'exemples d'intoxications terminées par la guérison, et c'est au sulfate de soude qu'il attribue ses succès. Sa confiance dans le pouvoir de ce médicament est telle qu'il n'hésite pas dans les cas légers à continuer les applications phéniquées.

Küster dit avoir obtenu de bons effets de la méthode thérapeutique de Sonnenburg dans les cas légers ou moyens qui guérissent seuls par la suppression du pansement, mais dans tous les cas graves il l'a vu échouer complètement. Falkson qui a employé au lieu de sulfate de soude le sel de Glauber ne lui reconnaît pour avantage que d'agir sur le tube digestif. Quant à Nussbaum, il l'accepte sans toutefois lui accorder une confiance absolue.

Les expériences sur les animaux paraissent de leur côté, établir que, sans empêcher les effets physiologiques du phénol, le sulfate de soude s'oppose aux effets intimes de son action toxique et à la mort de l'animal. C'en est assez, croyons-nous, pour conclure avec Chauvel : « Bien que les résultats expérimentaux ne soient pas absolument favorables, ils plaident en faveur de l'administration du sulfate de soude. Une solution à 5 pour 100 de ce sel pourra donc être donnée dès le début des accidents ».

CHAPITRE II

IODOFORME

Découvert par Sérullas, de Metz, en 1822, proposé, pour l'usage interne, par Bouchardat en 1836 contre l'engorgement scrofuleux, le goître et l'aménorrhée, l'iodoforme fut pour la première fois appliqué aux pansements par Righini (d'Oleggio) qui, en 1853, chercha à mettre en évidence son action antiseptique et analgésiante.

Se basant sur la connaissance de cette dernière propriété, Eastlake et Greenhalgh, en 1866, l'employèrent contre les douleurs du cancer utérin. C'est encore à ce dernier titre, que Demarquay en fit usage en 1867, trouvant dans l'iodoforme un « agent précieux qui était à la fois un anesthésique local, un modificateur des sécrétions et un désinfectant de premier ordre ».

Dès cette même année 1867, l'iodoforme était conseillé par Lailler et Besnier contre les plaies atones, blafardes, à cicatrisation lente et difficile, et la thèse de Maillard (1868) reproduit les résultats heureux obtenus par Féréol dans les cas de chancres mous, d'onyxis syphilitiques et de syphilides ulcéreuses.

Malgré les résultats favorables qu'il permettait d'obtenir dans ces cas spéciaux et déterminés, l'usage de l'iodoforme restait toujours relativement restreint, lorsqu'en 1880 les travaux importants de Mosetig-Moorhof ne tendirent à rien moins qu'à le placer d'emblée au premier rang des substances antiseptiques. C'était, au dire de cet auteur, un agent qui, en même temps qu'il jouissait à l'égard des lésions tuberculeuses d'une action curative spéciale et pour ainsi dire spécifique, était doué de propriétés antiseptiques au moins égales à celles de l'acide phénique.

Cette affirmation de Mosetig fut presque aussitôt appuyée par Mikulicz qui, dans différentes publications, fit connaître les succès obtenus par les pansements à l'iodoforme dans le service de Billroth. Merkel, Henry, Gussenbauer, Leisrink vantèrent à leur tour les propriétés exceptionnelles du médicament et l'enthousiasme devint rapidement tel que König en 1881 n'hésitait pas à écrire « que sa valeur était si grande et son maniement si facile qu'il pouvait être confié même à des mains inexpérimentées ».

Rapidement adopté en France où sa valeur et ses indications furent mises surtout en évidence par Marc Sée, Trélat et Terrillon, l'iodoforme n'y fut cependant employé qu'avec une sage réserve et jamais à ces doses excessives que l'on trouve fréquemment indiquées dans les observations des chirurgiens d'outre-Rhin.

Il importe de mettre en évidence cette différence dans le mode d'emploi d'un médicament dont les propriétés physiologiques et toxiques sont bien connues depuis les intéressantes recherches de Bouchardat, de Maître, de Foucauld, de Binz et de Högyes. C'est elle en effet, qui, en partie du moins, nous rendra compte de l'extrême rareté avec laquelle ont été observés chez nous les accidents qui semblent chez nos voisins s'être montrés en peu de temps si nombreux et si effrayants.

A deux cas d'intoxication provenant du service de Billroth et signalés, en 1881, par Mikulicz avec certaines réserves,

ne tardèrent pas à venir se joindre les faits de Henry et de Hœftmann.

En peu de temps et grâce à l'obligeance de ses collègues, König, dans un important mémoire, put réunir et analyser 48 observations. Schede qui s'était tout d'abord déclaré partisan convaincu du nouveau pansement écrivit que « l'enthousiasme des premiers jours s'en était allé en fumée », et Kocher se demanda si l'iodoforme, malgré ses avantages et en raison des dangers auxquels il expose, ne devrait pas être officiellement banni de la pratique chirurgicale.

Le Dentu dans une leçon clinique, publiée par de La Personne dans la *France médicale*, fut le premier à signaler en France le nouveau courant d'opinion qui s'établissait en Allemagne. Ricklin, dans la *Gazette médicale*, Hassler, dans la *Gazette hebdomadaire*, Longet, dans l'*Union médicale* analysèrent à leur tour les différents travaux parus sur ce sujet; mais nulle part la question des dangers de l'iodoforme ne fut mieux exposée et discutée que dans un travail de Rohmer, dans la thèse de V.-A. Martin (de Lyon) et surtout dans la Revue générale consacrée par P. Berger au « Pansement à l'iodoforme ».

Comme l'a très bien écrit ce dernier, après avoir rappelé les connaissances que nous possédons sur les propriétés toxiques de l'iodoforme « il serait presque puéril de chercher les preuves de l'action nocive de ce médicament, et pourtant on a mis sur son compte tant de méfaits dont il ne saurait être responsable, qu'il semble nécessaire de faire un choix parmi les observations et de rejeter absolument celles où la cause des accidents lui a été imputée trop à la légère ».

Cette phrase écrite par P. Berger en 1882 est vraie encore à l'heure actuelle. Aussi, après avoir décrit, d'après les observations qui nous ont paru les plus convaincantes, les diverses formes cliniques de l'intoxication iodoformique, essaierons-nous, comme lui, de démontrer qu'il est un certain nombre de cas où les lésions observées sur le cadavre permettaient d'attribuer la mort à toute autre cause qu'au médicament employé.

Ces réserves faites, les accidents imputables à l'emploi chirurgical de l'iodoforme doivent être distingués en locaux et généraux.

ACCIDENTS LOCAUX

L'action nocive locale de l'iodoforme ne présente qu'une importance secondaire. Les manifestations irritatives auxquelles elle donne lieu sont, en effet, peu fréquentes, de nulle gravité, et ne diffèrent en rien, au point de vue de leur pathogénie, des éruptions artificielles d'origine quelconque.

König dit avoir, dans un certain nombre de cas, observé autour d'une plaie pansée à l'iodoforme un érythème papuleux dont il ne donne, du reste, aucune description.

Le Dentu a brièvement mentionné un cas très net d'eczéma iodoformique observé dans son service :

Il s'agissait d'un malade amputé de la jambe et dont la cicatrice s'était ouverte de nouveau ; il fut pansé à l'iodoforme et une vingtaine de jours après le début du traitement on vit apparaître un eczéma occupant toute la partie postérieure de la cuisse et de la fesse.

Deux exemples d'éruptions eczématiformes du cuir chevelu et de la face ont été relatés par Fifield et par Goodell. Il s'agissait dans le premier cas d'une jeune femme qui portait au niveau du cuir chevelu des ulcérations d'ecthyma. Une seule application de poudre d'iodoforme suffit à provoquer l'apparition d'une éruption vésiculeuse qui s'étendit à la face et au cou, sans déterminer du reste de troubles appréciables de l'état général.

Dans l'observation rapportée par Goodell, une pommade à l'iodoforme fut appliquée en quantité minime sur une ulcération siégeant au niveau du menton. Neuf jours après le premier pansement, la face se tuméfiait et se couvrait d'un grand nombre de vésicules contenant une sérosité jaunâtre, exhalant une forte odeur d'iodoforme.

Cette question des exanthèmes iodoformiques a été récemment encore étudiée par Neisser (de Breslau). D'après huit cas qui ont été soumis à son observation, Neisser conclut que l'exanthème iodoformique a beaucoup d'analogie avec l'exanthème mercuriel. Caractérisé par l'apparition très rapide, au niveau même du contact de l'agent médicamenteux, de vésicules dont l'éruption est accompagnée de vives démangeaisons et de sensation de brûlure, il présente encore ces caractères nettement accentués d'être provoqué par une dose même très minime de médicament et de s'étendre rapidement loin de son point d'apparition initiale.

On a accusé l'iodoforme de mettre obstacle à la réunion primitive et de favoriser le développement de l'érysipèle. Küster qui a formulé le premier de ces reproches, dit avoir vu quelquefois des cristaux plus ou moins volumineux jouer le rôle de corps étrangers et devenir l'origine d'inflammations circonscrites mais assez violentes, véritables phlegmons iodoformiques. Contestée par Mosetig, cette complication a été quelquefois observée par Falkson qui dans ces foyers phlegmoneux, a trouvé de l'iodoforme pur ou mêlé de sécrétion muqueuse.

Pour ce qui est de l'érysipèle, le rôle que l'iodoforme est susceptible de jouer dans son développement nous paraît avoir été singulièrement exagéré. Que pendant son emploi les complications érysipélateuses des plaies aient été plus fréquentes, c'est un fait qui ne paraît pas contestable en présence des affirmations formulées par Görges et par Schede. Il n'en est pas moins vrai que son influence pathogénique directe n'est rien moins que nettement établie et, comme le fait observer Berger, il est permis de supposer que « trop confiants dans un antiseptique efficace, certains chirurgiens ont négligé d'autres conditions essentielles à la guérison des lésions opératoires ».

ACCIDENTS GÉNÉRAUX

Ces accidents sont le résultat de l'absorption directe de l'iodoforme par les surfaces avec lesquelles il se trouve en contact. Bien que toujours de même nature, ils sont relativement à leur intensité susceptibles de varier dans des limites très étendues. C'est pour cela que tous les auteurs qui ont essayé d'en donner une description basée sur les faits ont établi, dans l'étude de l'intoxication iodoformique, des divisions plus ou moins nombreuses et plus ou moins justifiées.

C'est ainsi que Schede n'a pas décrit moins de six formes de cet empoisonnement, tandis que König a distingué seulement trois ordres de faits : les cas d'intoxication légère, grave et mortelle.

Bien qu'il n'existe jamais entre les cas de différences nettement accentuées, et que toute classification soit de ce fait sujette à critiques, il nous paraît cependant nécessaire d'envisager isolément les intoxications légères et les intoxications graves ; ces dernières pouvant se terminer par la guérison ou par la mort et se présentant, suivant certaines circonstances, en particulier suivant l'âge des sujets, avec des caractères nettement différenciés.

Combien de temps après l'emploi de l'iodoforme voit-on survenir les accidents qui caractérisent l'intoxication ? Sur 71 cas dans lesquels nous avons pu relever cette mention spéciale nous avons noté que les phénomènes d'empoisonnement étaient survenus :

29 fois de 1 à 5 jours,

22 fois de 5 à 10 jours,

11 fois de 10 à 20 jours,

Et 9 fois au delà de 20 jours après l'emploi du médicament.

Quelquefois, mais rarement à la vérité, l'intoxication ne s'est manifestée qu'après la guérison totale de la plaie et l'abandon de tout pansement. C'est pour expliquer ces faits que certains auteurs, et en particulier Schede, ont émis l'hypothèse de l'accumulation de l'iodoforme dans l'économie.

Si l'apparition des accidents suit, en général, de près l'absorption de la substance toxique qui détermine leur production, il n'y a là, on le voit, aucune règle fixe et, pas plus à ce point de vue qu'en raison de la marche de la maladie, il ne semble possible d'admettre une intoxication aiguë et une intoxication chronique, division schématique proposée par Behring.

Intoxication légère. — Dans les cas les moins accentués

de cette forme légère d'intoxication iodoformique, les troubles gastriques sont généralement les premiers et quelquefois les seuls phénomènes à apparaître.

C'est tout d'abord une simple diminution de l'appétit dont la cause est le plus souvent méconnue et que l'on attribue d'autant plus volontiers à un catarrhe gastrique passager que la langue est quelquefois blanche et chargée. Peu à peu, et surtout si le pansement a été renouvelé et si une nouvelle dose d'iodoforme a été appliquée sur la plaie, l'inappétence s'accentue et ne tarde pas à faire place à un dégoût complet pour les aliments.

Les malades se plaignent, en outre, d'avoir constamment dans la bouche un goût d'iodoforme qu'ils retrouvent à tout ce qu'ils essaient de manger et de boire. Il n'est pas absolument rare de voir ces troubles s'accentuer encore davantage et s'accompagner, si l'iodoforme n'est pas abandonné, de nausées et de vomissements. Ce n'est qu'exceptionnellement et dans un cas rapporté par Kocher que le refus de toute nourriture a paru motivé par une dysphagie véritable avec douleurs pendant la déglutition.

Nous devons à l'obligeance du professeur Poncet, de Lyon, d'intéressants détails sur les caractères que, dans certaines conditions, l'anorexie est susceptible de présenter.

« Elle est, nous écrit-il, augmentée par l'usage de fourchettes, de cuillers d'argent.

« Mon attention fut, pour la première fois, appelée sur ce point par une malade que j'avais pansée en ville avec de l'iodoforme après une amputation du sein droit. Cette dame se plaignait du goût désagréable qui augmentait lorsqu'elle se servait de cuillers d'argent pour prendre des bouillons, des potages ; elle me signala l'odeur fétide, alliacée que présentaient les instruments en argent qu'elle utilisait.

« Je contrôlai le fait et je m'aperçus qu'en effet l'argent mis en contact avec l'iodoforme, prenait une odeur fétide, détestable qui devenait surtout très appréciable, lorsqu'on frottait la pièce d'argenterie. La réaction est tellement sensible, qu'il suffit de toucher une cuiller d'argent avec la main ayant palpé de l'iodoforme, pour que se dégage l'odeur alliacée. J'ai vu plusieurs fois des chirurgiens qui le matin, avaient manié de l'iodoforme, trouver en déjeunant un goût particulier, bizarre aux aliments. Il s'agissait de la réaction en question produite par le contact des doigts avec les objets en argent. L'affinité de l'iodoforme pour ce métal est extrême. J'ai vu des malades très incommodés par l'odeur pénétrante qui se dégage de ce contact. Il n'est pas possible de faire des pansements à l'iodoforme sans avoir cet inconvénient ; des quantités extrêmement minimes produisent ce résultat. Ce phénomène n'a pas, que je sache, été signalé ; je priai un de mes collègues, P. Cazeneuve, professeur de chimie à notre Faculté, d'en rechercher l'interprétation chimique. Il résulte de ses expériences que l'odeur en question est due à la production d'iodure d'argent avec formation d'acétylène, d'où l'explication de cette odeur désagréable et pénétrante.

« Dans les opérations en ville, la connaissance de ce fait offre un certain intérêt, et un moyen très simple de s'assurer qu'un malade pansé avec de l'iodoforme est sous le coup de l'imprégnation iodée, consiste à toucher une pièce d'argent avec sa salive, et à la frotter avec un linge, le métal dégagera ou non l'odeur bizarre ; c'est ce que j'appelle le *signe de l'argent.*

« La conclusion est que si l'on ne veut augmenter l'anorexie, on doit, chez de tels malades, conseiller des fourchettes, des cuillers en tout autre métal qu'en argent. »

A ces troubles digestifs ne tardent pas à se joindre des phénomènes nerveux. C'est d'abord une insomnie absolue qui dans un certain nombre de cas se montre seule et se prolonge jusqu'à la cessation du pansement. Plus fréquemment, à ce manque de sommeil se joint une agitation anormale qui semble se révéler presque constamment par des phénomènes à peu près identiques. En proie à une inquiétude vague, le malade se tourne et se retourne dans son lit, ses mains sont agitées de mouvements continuels et inconscients. il chiffonne ou déchire ses couvertures et cherche quelquefois à défaire son pansement.

Dans les cas un peu plus accentués l'insomnie s'accompagne d'un véritable délire nocturne. Ne reconnaissant pas les personnes qui l'entourent, voyant quelquefois auprès de lui des êtres ou des objets imaginaires, le malade déraisonne d'abord partiellement, puis bientôt d'une façon complète. Il bavarde, crie ou chante sans prendre pendant la nuit entière une minute de repos, et ne se calme qu'au matin pour se montrer dans la journée sous un tout autre aspect.

C'est quelquefois un retour complet à l'état normal qu'on observe. La lucidité est de nouveau parfaite et tout au plus persiste-t-il un peu de lourdeur de tête ou une céphalalgie légère. Le malade n'a du reste aucun souvenir de ce qui s'est passé pendant la nuit, et ces alternatives de calme et d'agitation peuvent se succéder ainsi, sans même qu'il s'en doute, jusqu'à la guérison complète.

D'autres fois, à cette excitation nocturne succède pendant le jour un état mental particulier qui, en raison même de sa singularité et de la fréquence avec laquelle il a été rencontré, présente une importance diagnostique de premier ordre.

C'est d'abord une apathie plus ou moins profonde qui bientôt dégénère en un état mélancolique et peut aboutir à la lypémanie la mieux caractérisée. Triste, inquiet de tout et sans raison aucune, le malade se tourmente outre mesure de son état. Il se plaint à tout propos, désespère de revenir à la santé et de jamais quitter son lit, se préoccupe constamment de sa mort qu'il croit inévitable et prochaine. Les raisons les plus insignifiantes, l'approche du médecin sont l'origine de crises de larmes interminables, et l'offre de boissons ou de nourriture provoque des plaintes et des protestations peu en rapport avec le motif qui les détermine.

Quelquefois, au cours de ces accidents, on a vu apparaître des éruptions qui, d'après leurs caractères, ont été comparées à la rougeole ou à la scarlatine. Leur apparition en dehors de toute complication septicémique, leur siège en différents points du corps et à distance du pansement ont permis de les mettre sur le compte de l'absorption du médicament et de les assimiler aux exanthèmes si capricieux dans leur apparition que l'on voit succéder à l'ingestion du copahu, du sulfate de quinine, etc. Zeissl a observé deux cas de ce genre qui méritent d'être signalés.

Chez un enfant qui avait été opéré pour une nécrose du tibia droit, la cavité d'évidement avait été remplie avec de l'iodoforme. Au quatrième pansement, une coloration rouge clair, diffuse, s'effaçant sous le doigt, parsemée de quelques îlots de peau normale, apparut sur le tronc, sur les extrémités des membres inférieurs du côté de la flexion et à la face interne des cuisses. L'absence d'angine fit écarter l'idée de scarlatine. On cessa l'iodoforme, et trois jours après l'érythème pâlit sous une desquamation légère. Une nouvelle application du médicament tentée un mois plus tard fit apparaître de nouveau les mêmes phénomènes.

Il est, dans le second cas, question d'un homme de trente-six ans opéré pour une carie costale ; les trajets fistuleux existants furent élargis et on y introduisit tous les deux jours des cylindres d'iodoforme. Dix jours plus tard, vives démangeaisons, principalement aux extrémités. Le jour suivant, on constate sur la peau du tronc l'existence d'un exanthème ressemblant à de l'urticaire, composé de cercles de peau saine entourant des plaques rouges de la grosseur d'une lentille, saillantes au-dessus du niveau de la peau et très nettement circonscrites.

Pendant qu'évoluent ces phénomènes divers, qui, suivant les cas et les sujets se montrent, on le conçoit, plus ou moins accentués, rien n'est plus important que de constater la façon dont se comporte la lésion traumatique ou opératoire. Sans présenter la moindre apparence de complication, elle granule et se cicatrise, évolue en un mot comme si la santé n'était en rien troublée. Il y a là un caractère qui, pour être négatif, doit cependant être relevé avec soin ; la constatation d'une complication locale, si minime fut-elle, devant faire naître des doutes sur l'interprétation à donner aux symptômes généraux observés.

Non moins nécessaire est l'examen attentif de la température et du pouls. Tandis que la température reste généralement normale et que le thermomètre ne présente que des oscillations insignifiantes, le pouls se modifie et son étude revêt une telle importance que le chirurgien, dit König, doit revenir aux anciens errements et préférer l'examen de l'artère aux renseignements thermométriques. Diminution de force et augmentation de fréquence, tels sont les caractères que l'on trouve notés dans presque toutes les observations. L'augmentation de fréquence est, du reste, extrêmement variable et si la constatation de 110 à 120 pulsations semble un fait habituel, une rapidité plus grande peut cependant être quelquefois observée et doit faire craindre alors une aggravation, le passage de la forme légère à la forme grave de l'intoxication.

Quelle est la durée des manifestations morbides qui caractérisent la forme d'intoxication que nous venons de décrire? Il est, à ce point de vue, impossible de formuler aucune donnée précise, et comme l'a écrit P. Berger « le propre de cette intoxication est l'extrême irrégularité de son apparition et de sa marche, irrégularité qui défie toute règle et toutes prévisions ».

Si, dans quelques cas, la disparition complète des phénomènes gastriques et nerveux s'est effectuée au bout de quelques jours, il en est d'autres où, tout en s'atténuant, ils ont persisté pendant des semaines et même plus d'un mois. Ce qui paraît ressortir nettement de quelques cas bien observés c'est que l'effet peut pendant quelque temps survivre à sa cause. L'iodoforme a beau avoir été enlevé complètement et avec le plus grand soin, l'amélioration n'est que progressive et la guérison se fait attendre un certain nombre de jours.

Une semblable évolution est en corrélation parfaite avec ce que nous savons sur la lenteur avec laquelle le médicament s'élimine par les diverses sécrétions et en particulier par l'urine et par la salive. Une observation de Martin, est à ce point de vue particulièrement instructive. Nous y voyons, en effet, les progrès de l'amélioration toujours en rapport avec la diminution de la quantité d'iode trouvée dans les urines, et la guérison n'être définitive que neuf jours après la suppression du pansement iodoformique. C'est là une confirmation éclatante des résultats obtenus dans leurs recherches par Maître et plus récemment par Martin. Maître a constaté la présence des iodures alcalins dans l'urine deux heures après l'ingestion de doses inférieures à 0 gr. 40 centigrammes d'iodoforme; il a fallu plus de trois jours pour que tout fût éliminé. Martin, de ses examens plusieurs fois répétés dans le service du professeur Tripier est arrivé, de son côté, aux conclusions suivantes :

1° Les iodures alcalins apparaissent dans l'urine quelques heures après l'application du premier pansement à l'iodoforme.

2° L'élimination persiste tant qu'il y a de l'iodoforme. Après la disparition du dernier pansement, elle existe encore quelques jours; mais elle est d'une durée bien plus courte que dans l'emploi de ce médicament à l'intérieur; jamais elle n'a persisté plus de dix jours.

Cette recherche de l'iode sous forme d'iodures alcalins ne présente pas, au point de vue du diagnostic de l'intoxication, toute l'importance qu'on serait, au premier abord, tenté de lui accorder. Comme Righini l'a nettement établi le premier, après l'emploi de l'iodoforme tous les liquides de l'organisme contiennent de l'iode en quantité plus ou moins considérable et Falkson a montré que sa constatation dans la salive ou dans l'urine peut être faite en dehors de tout symptôme d'empoisonnement. Dans l'article qu'il a consacré à l'étude des injections d'éther iodoformé dans les abcès froids, le professeur Verneuil écrit : « Il ne faut pas compter sur l'examen des urines pour apprécier l'absorption de l'iodoforme, les résultats étant très variables. J'ai vu se produire la réaction le lendemain d'une injection de quelques centigrammes d'iodoforme dans un abcès du pied. Je n'ai rien observé dans des cas où plusieurs grammes étaient laissés dans une vaste cavité suppurante ». Erich Harnach, qui s'est particulièrement occupé de ce point et sur les recherches duquel nous aurons à revenir ailleurs, a longuement insisté sur ce fait que les produits de décomposition de l'iodoforme se rencontrent dans l'urine non seulement sous la forme d'iodures alcalins mais aussi à l'état de composé organique (iodalbuminat). C'est seulement d'une appréciation exacte de la quantité totale d'iode éliminée sous ces deux états qu'il serait possible, d'après lui, de déduire des données diagnostiques ou pronostiques précises.

Pour constater la présence de l'iode dans l'urine ou dans la salive on se contente en général d'ajouter à une certaine quantité du liquide à examiner, une quantité à peu près égale d'empois d'amidon ; en versant sur le mélange quelques gouttes d'acide nitro-sulfurique, l'iode mis en liberté se révèle par la coloration qu'il communique à l'amidon. Non moins employé, en raison de sa simplicité, est le procédé qui consiste à déplacer l'iode de ses combinaisons alcalines par l'addition de quelques gouttes d'acide sulfurique et à mettre sa présence en évidence en le dissolvant dans une faible quantité de chloroforme qu'il colore en violet plus ou moins foncé.

Suffisantes pour faire découvrir des quantités relativement minimes d'iodures inorganiques, ces manipulations, d'après Harnack, ne renseigneraient aucunement sur l'existencé de l'iodalbuminat. La calcination du résidu sec de l'urine est, à cet égard, absolument indispensable et c'est pour ne s'être pas rendu compte de ce fait que l'on n'a pu jusqu'à présent déduire, au point de vue de la gravité des intoxications, aucune indication utile de l'examen chimique des liquides de l'organisme.

Ce n'est pas le lieu, croyons-nous, d'insister plus longuement sur ces données intéressantes qui ont suggéré à leur auteur une méthode thérapeutique de l'intoxication iodoformique que nous aurons à apprécier plus loin, et avant de passer à l'étude des formes graves de cette intoxication il nous paraît utile de résumer ici un certain nombre des observations qui ont servi de types à notre description.

OBSERVATION I

(KÖNIG. *Centralbl. f. Chir.*, 1882, *p.* 101.)

Mineur vigoureux, 22 ans. Fracture de jambe compliquée de plaie. Suture d'argent des fragments du tibia. Cavité de la plaie remplie d'iodoforme. Marche sans réaction. Tous les 3 jours, pansement avec 15 grammes d'iodoforme. La quatrième nuit après la blessure, insomnie, agitation, inquiétude ; le matin, ces symptômes disparaissent. Le malade pendant le jour est assez raisonnable. Pas d'appétit ; mine mauvaise. Dans la suite, on voit persister les attaques nocturnes de délire et d'inquiétude. Les symptômes cessent par la suppression de l'iodoforme.

OBSERVATION II

(KÖNIG. *Loc. cit.*)

Homme de 62 ans. Opération de Pyrogoff pour une lésion tuberculeuse du pied. Iodoforme dans toute la plaie. Gaze iodoformée et pansement de Lister. Le pansement reste 8 jours. Dans la nuit qui suit le changement de pansement, agitation et inquiétude. Le malade déraisonne, veut quitter son lit. Dans la journée, il est assez raisonnable. On renouvelle le pansement. Le malade fut pendant toute la semaine agité la nuit, anxieux, causant beaucoup, s'asseyant dans son lit, tirant sur sa couverture et son pansement, tandis que le jour il se plaignait seulement d'une sensation de vertige dans la tête, causait à tort et à travers. Les accidents plus accusés après chaque pansement disparurent lorsqu'on cessa l'emploi de l'iodoforme.

OBSERVATION III

(KÖNIG. *Loc. cit.*)

Femme de 47 ans. Carcinome du sein. Ablation. Une faible partie de la plaie, non suturée, est couverte d'iodoforme. Iodoforme saupoudré sur les orifices des drains. Gaze iodoformée. Au bout de 14 jours environ, cette malade qui jusque-là avait été très gaie, est prise brusquement d'une tristesse très grande et pleure du matin au soir. Elle a en même temps des hallucinations. Les tableaux et les chaises lui semblent remuer et danser. [Après 6 jours environ ces symptômes disparaissent.

OBSERVATION IV

(KÖNIG. *Centralbl. f. Chirurg.* 1882, *p.* 273.)

Homme de 42 ans, modérément amaigri, amputé du bras il y a 3 mois pour une suppuration du coude. Séquestrotomie du tibia à l'union du 1/3 moyen avec le 1/3 inférieur. Après évidement du tibia, ablation du séquestre et de fongosités. Lavage de la plaie avec la solution phéniquée à 5 0/0, 30 gr. d'iodoforme. Pansement à l'ouate de Bruns.

Huit jours après l'opération, apparaissent successivement de la mauvaise humeur, de la perte d'appétit. Cela dure environ 14 jours pour aboutir à un état mélancolique caractérisé. Le malade se croit incurable, ne parle que de sa mort qu'il croit prochaine. Le pouls n'est pas fréquent.

Six jours plus tard, pendant le pansement, on remet encore de l'iodoforme sur la plaie qui a bon aspect. Aussitôt, vomissements répétés, céphalalgie, étourdissements, idées mélancoliques. Pleurs, pouls irrégulier et peu fréquent. Dans l'urine on constate beaucoup d'iode. Tous ces symptômes s'effacent progressivement avec la disparition de l'iode de l'urine. Le malade redevient plus gai et recouvre l'appétit.

OBSERVATION V

(König. *Loc. cit.*)

Femme d'environ 50 ans. Grattage d'un carcinome utérin. Comme après un lavage journalier avec une solution à 2 0/0 d'acide phénique, il restait une faible sécrétion, on tamponna, au bout de 12 jours, l'utérus avec de l'ouate iodoformée. Après quelques jours, dépression intellectuelle, beaucoup de pleurs. La malade se plaint du goût d'iodoforme. Perte d'appétit.

Nouveau tampon iodoformé. Augmentation de la dépression. Pouls petit, fréquent. Vomissements ayant le goût d'iodoforme. La malade ne prend aucune nourriture. On enlève le tampon et aussitôt l'état s'améliore, les accidents s'effacent progressivement.

OBSERVATION VI

(Kocher. *Centralbl. f. Chir.* 1882, *p.* 217.)

Femme hystérotomisée pansée par l'iodoforme. La malade devint rapidement triste, pleurnicharde, se croyait perdue. On abandonna

l'iodoforme et aussitôt la malade dormit mieux et redevint plus sensée.
Après deux jours, on reprit l'iodoforme et immédiatement reparurent
les troubles mentaux et la mélancolie.

OBSERVATION VII

(PICK. *Deutsche Med. Wochenschr.*, 1883, n° 30.)

Mlle R..., 40 ans, a eu dans son enfance une nécrose à l'avant-
bras droit et des abcès ganglionnaires cervicaux. Hystérique depuis
de longues années. En 1882, elle subit, pour un lupus de la face, une
séance de grattage, au niveau de la joue gauche et de scarifications
sur le nez, la plaie est ensuite saupoudrée d'iodoforme. Vomissements
pendant trois jours, attribués d'abord au chloroforme ; malaise, maux
de tête, odeur et goût d'iodoforme. Le 3e jour, on procède au pansement : la plaie est de nouveau saupoudrée d'iodoforme. Aussitôt apparaît une diarrhée intense. Perte complète de l'appétit et dégoût
pour les aliments quels qu'ils soient. La malade pleure pour un rien,
mais son intelligence est intacte. Insomnie presque continuelle, affaiblissement rapide, pouls petit et accéléré. La température oscille du
matin au soir, entre 38°,5 et 39°,4, l'urine est peu abondante, trouble
et contient de l'iode.

Le 6e jour, on enlève soigneusement l'iodoforme : la fièvre tombe
rapidement, puis la guérison se fait lentement et est enfin complète
cinq semaines et demie après l'opération ; la malade réduite à l'état
de squelette, peut enfin se lever à ce moment.

A quelque temps de là il fallut faire un nouveau grattage du lupus ; la plaie fut encore saupoudrée d'iodoforme : dès le lendemain,
malaise, perte d'appétit. — Le 3e jour, on supprima l'iodoforme et
tout disparut rapidement.

Depuis lors, plusieurs grattages sans iodoforme et sans accident.

OBSERVATION VIII

(*Thérapeutique contemporaine*, 1882, n° 13, p. 193.)

L..., âgée de 35 ans, robuste, nerveuse, présente des trajets fistuleux multiples au niveau des fausses côtes et de la paroi abdominale.

Brun.   6

Le 19 janvier, M. Verneuil lui fait au thermo-cautère de larges débridements. Pansement de Lister.

Le 14 février, on recouvre les plaies d'une mince couche d'iodoforme.

Dans les jours suivants, la malade pâlit et maigrit un peu. Dégoût pour les aliments. Quatre ou cinq fois par jour elle est prise de violentes douleurs au niveau de l'ombilic et de l'épigastre. Sommeil agité avec réveil en sursaut par des frayeurs subites. A certains moments la malade ne reconnaît pas les objets qui l'entourent. Elle est inquiète sur son état, pleure quand on veut la consoler, croit sa mort inévitable. Temp. 37°,5. Pouls 90 à 100. Urines sans sucre ni albumine. Pas de coloration par l'amidon.

Le 14 mars, délire des persécutions. La malade croit qu'on veut l'empoisonner. On a envie d'être débarrassé d'elle.

Le 22, état de stupeur, voisin du coma. Sueurs abondantes. La température se maintient à 37°,5.

OBSERVATION IX

(Thér. contemp., 1882, p. 193.)

Mlle E..., âgée de 35 ans, salle Lisfranc (Pitié), n° 18. Opérée par M. Verneuil, le 18 décembre, pour un carcinome du sein.

Le 20 février, l'état général est satisfaisant, mais la plaie pâle et grisâtre se cicatrise lentement. On la recouvre d'iodoforme.

Le 25, plaie rouge, bourgeonnante, déjà notablement rétrécie.

La malade accuse quelques douleurs au niveau de l'ombilic.

Le 28, la malade a perdu l'appétit et trouve mauvais goût à ses aliments. Elle est triste, mélancolique et manifeste sur son état une inquiétude qui n'est pas en rapport avec le peu de gravité des symptômes. Temp. normale. P. 90. Urine sans sucre ni albumine. Pas de coloration par l'amidon.

2 mars, l'état est toujours le même. — Amaigrissement sensible.

Le 11, on supprime l'iodoforme.

Le 15, la malade est absolument guérie.

Que faut-il penser de cette forme légère d'intoxication décrite par Max Schede, sous le nom de fièvre iodoformique, et qui serait uniquement caractérisée, avec un état général excellent et une évolution tout à fait régulière de la plaie, par une élévation considérable de température pouvant dépasser 40° et se maintenir ainsi même pendant des semaines.

Falkson, se basant sur les résultats d'expériences pratiquées sur les animaux, n'hésite pas à croire à une erreur d'interprétation dans ces cas et considère cette fièvre comme ayant très vraisemblablement une origine septique.

König dit ne l'avoir que très exceptionnellement observée, et parmi les observations que nous avons analysées avec le plus grand soin nous n'en avons, nous-même, rencontré aucun exemple convaincant.

Intoxication grave. — C'est non par la nature mais par l'intensité des accidents que la forme grave de l'intoxication iodoformique diffère de celle que nous avons précédemment décrite. Elle peut, du reste, lui faire suite et l'éclosion des phénomènes inquiétants est pendant un nombre variable de jours précédée de cette période de malaise qui se caractérise par de l'inappétence, du dégoût des aliments, une céphalalgie légère.

C'est pendant la nuit qu'éclatent, tout à coup, les troubles nerveux qui dans certains cas aboutissent d'emblée au délire maniaque le plus accentué. En proie à des hallucinations de toutes sortes, le malade arrache et déchire tout ce qui se trouve à sa portée. Il défait son pansement et en jette au loin les différentes pièces. Sans conscience de son état, il se dresse et cherche à quitter son lit. Veut-on l'en empêcher, il engage une véritable lutte avec les personnes qui s'efforcent de le maintenir et ce n'est qu'à grand'peine qu'on parvient à le maîtriser. S'il n'est pas surveillé, il se lève, brise tout ce qui lui tombe sous la main et profère sans raison les menaces et les injures les plus grossières. Envahi souvent par un véritable délire de persécution, il se croit poursuivi par des êtres imaginaires et cherche quelquefois par une tentative de suicide à échapper aux dangers qui le menacent.

Contrairement à ce qui se passe dans les cas d'intoxication légère, le retour au calme complet est après ces manifestations tumultueuses absolument exceptionnel. A l'excitation de la nuit succède, au matin, un abattement profond qui, dans la journée, tend parfois à se dissiper, mais laisse généralement après lui un état cérébral singulièrement compromis. Si certains malades reconnaissent alors leur entourage, ils restent, dans d'autres cas, absolument inconscients et malgré les plus grands efforts on ne peut en obtenir aucune réponse raisonnable. La tristesse profonde, les crises de larmes, la crainte de la mort s'observent pendant ces intervalles de calme relatif avec plus d'intensité encore que dans les intoxications légères.

Dans les cas où pendant le jour la lucidité d'esprit semble réapparaître, on note le plus souvent en même temps qu'une céphalalgie opiniâtre, des troubles de la mémoire, de la difficulté de la parole, et un état qui se rapproche beaucoup de l'aphasie. Kocher a rapporté une observation très instructive à cet égard.

On avait fait à un jeune malade, pour une fistule du médiastin, une résection d'une grande partie du sternum et un pansement à l'iodoforme avait été appliqué. Après la disparition des phénomènes d'excitation, qui avaient été assez marqués le malade pouvait à peine dire quelques mots et à toutes les questions qu'on lui adressait, il ne savait répondre que

« Merci, vous êtes bien aimable ». On abandonna l'iodoforme, cet état s'améliora en huit jours et l'intelligence redevint absolument normale.

L'évolution de ces phénomènes nerveux qui, par leur intensité et la brusquerie avec laquelle ils apparaissent, attirent tont d'abord l'attention, n'est pas sans s'accompagner, comme on peut le comprendre, de troubles sérieux du côté des différents organes de l'économie. Souvent, et c'est là un symptôme d'une gravité extrême, le malade se refuse à prendre tout aliment solide ou liquide. Motivé quelquefois par une douleur au niveau de l'estomac, un sentiment de brûlure au creux épigastrique, ce refus n'a le plus souvent aucune raison d'être appréciable ou plausible. Vient-on, à force d'insistance, à triompher de cette répugnance, les substances ingérées sont presque toujours rapidement vomies et König a observé un cas dans lequel la plus petite quantité de liquide était ainsi immédiatement rejetée.

Le pouls, à l'examen duquel König attache la plus grande importance, semble offrir des modifications d'autant plus accentuées que la gravité de l'intoxication est plus grande. Très fréquent, il atteint 130, 140 pulsations. L'ondée sanguine est en même temps très faible et quelquefois le pouls petit, mou, dépressible, rapide à l'extrême devient absolument impossible à compter. C'est là un signe de mauvais augure qui, comme nous le verrons, doit faire craindre une terminaison fatale et à bref délai. Bien que la rapidité du pouls ait été presque dans tous les cas signalée, il semble cependant qu'elle puisse quelquefois faire défaut et nous pouvons à l'appui de cette affirmation citer l'observation si intéressante qui nous a été communiquée par Berger.

Les données relatives à la marche de la température sont

malheureusement loin de présenter un égal degré de précision. König donne comme un caractère habituel l'absence
à peu près complète de fièvre et insiste sur les différences
curieuses qui existent entre les renseignements fournis par
l'examen du pouls et par le thermomètre. Il suffit, pour se
rendre compte de l'incertitude qui règne à ce sujet, de consulter les observations que König lui-même publie dans son
mémoire comme des types d'intoxications iodoformiques.
Dans plusieurs où les symptômes gastriques et nerveux se
sont montrés avec leurs caractères les plus nettement accentués, les températures de 38°,38°,5 ont été observées pendant
toute la durée des accidents. Dans un cas non moins net
publié par Frischman, le thermomètre a, pendant huit jours,
oscillé entre 38° et 40° et la disparition de tous les accidents
a suivi de près la suppression du pansement à l'iodoforme;
il en fut ainsi dans un fait observé par Greussing.

Kœberlé (communication écrite) qui, huit ou dix fois depuis
1880, a observé chez des malades pansées à l'iodoforme des
hallucinations et du délire, a noté dans ces cas des températures de 38°, 39°, 39°,5 qui ne pouvaient être attribuées
qu'à l'absorption du médicament.

Nous avons insisté suffisamment ailleurs sur les résultats
fournis par l'examen de l'urine, au point de vue de l'iode
qu'elle peut contenir, pour n'avoir pas à y revenir ici.
Disons toutefois que c'est dans ces cas graves que l'urine,
d'après Harnack, serait riche surtout en iodures organiques,
relativement pauvre, au contraire, en iodures alcalins.

Il est certaines altérations plus graves du produit de sécrétion des reins qui ont été quelquefois signalées et sur lesquelles, au contraire, nous devons nous appesantir. Bien que
la quantité d'urine sécrétée n'ait été que très rarement men

tionnée il semble qu'elle soit moins abondante qu'à l'état
normal et cette modification est en rapport avec les résultats
expérimentaux obtenus par Falkson. Chez trois malades
dont l'histoire est rapportée dans le mémoire de König, il
est dit qu'en même temps que de l'iode, l'urine contenait de
l'albumine. Cette albuminurie a été également, dans un
cas, signalée par Pick, mais pas plus chez ce dernier malade
que chez ceux de König l'examen de l'urine n'avait été
fait avant l'emploi de l'iodoforme et l'apparition de l'intoxication. Plus intéressants sous ce rapport sont les cas rapportés
par Kocher. Chez deux malades, les urines avaient été
examinées avant l'opération et reconnues absolument normales. A la première apparition des symptômes cérébraux
elles furent soumises à un nouvel examen et on y trouva
non seulement de l'albumine mais des quantités de cylindres
épithéliaux dénotant l'apparition d'une néphrite parenchy
mateuse aiguë.

Doit-on attribuer à l'iodoforme le développement de cette
néphrite ou ne peut-on pas supposer qu'il s'est agi là d'une
lésion rénale latente réveillée par le traumatisme? Les faits
sont trop peu nombreux pour qu'il nous soit possible de
conclure, mais nous ne devons pas oublier que dans les cas
d'intoxications mortelles suivies d'autopsie, comme chez les
animaux intoxiqués, les altérations du rein ont été communément rencontrées.

La marche et la durée des accidents qui caractérisent
l'intoxication grave par l'iodoforme, sont sujettes à varier
dans des limites très étendues. Les phénomènes d'excitation
et de dépression se succèdent régulièrement pendant des
jours et des semaines avec leurs mêmes caractères et leur
même intensité, jusqu'au moment où, soit spontanément

soit après la suppression du pansement, ils se modifient tout à coup pour s'aggraver ou décroître suivant que la maladie doit aboutir à la guérison ou à la mort.

Dans le premier cas, les malades recouvrent d'abord l'intelligence surtout pendant le jour. L'excitation nocturne diminue elle-même et se laisse surtout modifier par l'opium et la morphine qui, pendant la période d'état de la maladie, s'étaient montrés absolument inefficaces. Dans nombre de cas la mémoire ne revient que progressivement et avec lenteur, les idées mélancoliques persistent tout en s'atténuant et, quelquefois même, on a signalé l'établissement d'un véritable état d'aliénation mentale ou de démence qui ne nous a, disons-le, paru s'observer que chez des sujets prédisposés.

Que le retour à la santé se fasse ainsi peu à peu ou que la guérison se montre brusquement comme dans les deux cas que nous a communiqués P. Berger, on note comme un signe à peu près invariable, un amaigrissement excessif, disproportionné même avec la durée plus ou moins longue de l'inanition.

Si l'intoxication doit aboutir, au contraire, à une terminaison fatale, le chirurgien en est averti par les modifications qui surviennent du côté du pouls et par les caractères nouveaux des phénomènes nerveux. En même temps que le pouls augmente de rapidité et diminue de force au point de devenir impossible à saisir, des symptômes de dépression succèdent à l'excitation du début. Plongé dans un collapsus profond, d'où ne peuvent le sortir les excitations d'aucune sorte, le malade laisse aller sous lui ses urines et ses matières fécales. La respiration, jusque-là sans modification appréciable, s'altère à son tour. On observe, dit König, des attaques de dyspnée spasmodique pendant lesquels les mouvements inspiratoires et expiratoires sont séparés par des pauses plus ou moins prolongées et sans secousse, au moins dans la majorité des cas, la mort survient au milieu des signes d'un affaiblissement progressif de l'action du cœur et de la respiration.

A côté de la forme commune d'intoxication iodoformique grave que nous venons de décrire, il en est deux autres que l'on observe rarement chez l'adulte, presque exclusivement au contraire chez les enfants : ces deux formes, en raison de leurs symptômes spéciaux bien étudiés par König, pourraient être désignées sous les noms de *forme comateuse* et *forme méningitique*.

Dans la première, avec les modifications caractéristiques du pouls, on note une apathie inexplicable sans excitation nocturne et cela immédiatement après l'emploi de l'iodoforme. Un enfant de 6 ans observé par König, resta pendant quinze jours apathique et pleurnichard après un seul pansement pour lequel il avait été employé 20 gr. d'iodoforme.

Dans un autre cas, après une application de 60 grammes d'iodoforme chez un enfant de 8 ans, nous voyons mentionnée l'apparition d'un état de somnolence qui se prolongea pendant plus de 6 semaines.

Dans la seconde forme d'intoxication grave décrite par König comme spéciale à l'enfance, les symptômes sont à un tel point semblables à ceux de la méningo-encéphalite que nous nous croyons en droit de faire à son sujet de sérieuses réserves. « Pouls irrégulier et petit, vomissements, inégalité et paresse des pupilles, convulsions et contractures, coma, tels sont, dit Berger, les principaux symptômes qui ne diffèrent de ceux que détermine l'inflammation des méninges que par l'absence d'élévation de la température. » Il

suffit de se rappeler combien est capricieuse la marche de la
température dans les cas de méningite, et surtout de méningite secondaire, pour comprendre combien il serait imprudent de baser un diagnostic sur l'examen de ce seul signe.
En l'absence d'autopsie nous serions, pour notre compte,
portés à penser à une erreur d'interprétation de la part de
König, si nous ne trouvions dans son mémoire un cas où
après avoir évolué pendant une dizaine de jours, les symptômes précités se sont cependant terminés par la guérison.

Peut-on, à l'heure actuelle et par l'examen des observations publiées se faire une idée de la gravité de l'intoxication
par l'iodoforme. Sur 84 cas que nous avons pu relever dans
les mémoires ou les publications périodiques, nous avons
trouvé :

       11 cas légers,

       37 cas graves, mais non mortels,

       36 cas terminés par la mort.

On ne saurait, croyons-nous, considérer un semblable
relevé comme répondant à la réalité. D'une part nombre de
cas légers passent inaperçus ou ne sont pas publiés en raison de leur peu d'importance. Beaucoup de cas de mort sont,
d'autre part, attribués à l'iodoforme, qui nous paraissent
susceptibles d'une toute autre interprétation. Sans insister
sur ce point que nous discuterons plus loin, qu'il nous suf-
fise de dire pour le moment que, sur les 36 cas suivis de
mort, huit fois l'autopsie n'a pas été pratiquée et que onze
fois elle a révélé des lésions suffisantes pour rendre compte,
à elles seules, de la terminaison fatale.

Dans les cas où la mort a pu être vraisemblablement
mise sur le compte de l'iodoforme, les lésions observées
n'ont été que bien peu caractérisées, Hœpfl qui, dans sa

thèse inaugurale a spécialement étudié ce côté de la question, donne comme lésions communes et caractéristiques la dégénérescence graisseuse du muscle cardiaque, du foie, des reins, tantôt au début, tantôt à un degré déjà avancé. Högyes a noté comme assez fréquente l'existence de noyaux apoplectiques à la base des poumons, et la bronchite muco-purulente est communément signalée dans les comptes rendus d'autopsie publiés par König. On peut d'autant moins révoquer en doute la valeur de semblables lésions qu'elles ont été, comme nous le verrons, provoquées chez les animaux par plusieurs expérimentateurs. Il ne nous paraît pas moins nécessaire, cependant, de faire remarquer que la plupart des sujets, gravement intoxiqués par l'iodoforme, dont nous allons rapporter l'histoire, étaient ou des tuberculeux ou des cachectiques, et qu'ils avaient déjà droit, à ce titre, à des dégénérescences viscérales plus ou moins accentuées.

OBSERVATION X

(KÖNIG. *Centralbl. f. Chir.*, 1882, *p.* 101.)

Femme de 32 ans. Division et grattage de fistules aboutissant à un point carié de l'os iliaque. On les remplit d'iodoforme. Le premier pansement reste huit jours en place. Dans la nuit du sixième jour, la malade saute brusquement de son lit, avec l'intention de s'enfuir et d'aller se jeter à l'eau. Elle oppose une vive résistance quand on veut la transporter dans son lit. Pendant plusieurs jours encore, elle reste morose et répond de travers. Le calme ne revient que progressivement.

OBSERVATION XI

(König. *Loc. cit.*)

Homme de 51 ans. Petite cavité avec sécrétion infecte persistant après un empyème. Tous les trois jours on y introduit de petits crayons d'iodoforme de six centimètres de long. Tout a l'odeur et le goût de l'iodoforme. Le malade perd l'appétit; l'effet local du pansement est excellent. Après la quatrième introduction des crayons, inégalité d'humeur, tantôt des larmes, tantôt de la gaieté. Dans la nuit suivante, délire furieux, avec idées de persécution. Le malade saute de son lit, croit qu'on veut le tuer, confond les gens qu'il connaît le mieux; le jour pleurs, aucun souvenir de ce qui s'est passé pendant la nuit, confusion des mots. On cesse l'iodoforme. En deux ou trois jours, ces troubles disparaissent.

OBSERVATION XII

(König. *Loc. cit.*)

Homme de 40 ans, traité pour des douleurs fulgurantes par l'élongation du nerf sciatique. Comme après seize jours, la plaie n'était pas encore guérie, on y introduisit de l'iodoforme.

Deux jours plus tard, insomnie, agitation qui, au septième jour, aboutit à un délire furieux. Le malade crie, veut quitter son lit, ne se rend aucun compte de son état. Au treizième jour après l'invasion des accidents, l'iodoforme fut abandonné et, au quatorzième, on en enleva quelques parcelles qui restaient encore. Les symptômes d'intoxication disparurent aussitôt complètement.

OBSERVATION XIII

(König. *Loc. cit.*)

Femme de 72 ans. Ouverture d'un abcès pour une carie du dos du pied. Grattage des os malades (cuboïde, astragale et partie du cal-

canéum). La cavité est remplie avec de l'iodoforme et on emploie
pour le pansement de l'ouate salicylée. Pendant que la plaie guéris-
sait progressivement sans réaction et sans fièvre, la malade commença
le huitième jour à délirer. Elle devint peu à peu tout à fait folle fu-
rieuse, extraordinairement sauvage, ne put être maintenue dans son
lit qu'avec beaucoup de peine. Incontinence d'urine et des matières
fécales. Ramenée chez elle après quatre semaines, elle y mourut au
bout de quatorze jours.

OBSERVATION XIV

(KÖNIG. *Loc*. *cit*.)

Au mois de juin, opération pour différents foyers carieux (sternum
et articulation du pied) chez une dame de 56 ans. Pansement à l'iodoforme. En janvier de l'année suivante, nouvelle fistule dans le tarse.
On lui évide le scaphoïde et le cuboïde, et on gratte. On emplit la
cavité de 20 grammes d'iodoforme et on applique un pansement à la
gaze humide. La malade a aussitôt une élévation de température,
39°,1. Dans la deuxième nuit, après l'opération, elle est très agitée, se
tourne et se retourne à droite et à gauche. Elle cause d'une façon tout
à fait déraisonnable. Pendant le jour suivant, elle est un peu plus
raisonnable, mais reste de mauvaise humeur et sans appétit. Subitement, sans élévation de température elle est prise, dans la nuit, de
délire maniaque et on est obligé de l'isoler. Pendant neuf jours, on
n'applique plus d'iodoforme.

Le 10e jour, plaque d'érysipèle sur le pied. Elévation de la température, mais la malade est plus tranquille. La plaie n'a pas bon aspect et on reprend l'iodoforme.

Dans la nuit qui suit, éclate de nouveau du délire. La malade tente
de s'enfuir. L'iodoforme est alors lavé et ces symptômes disparaissent
de nouveau. Pendant ce temps le pied suppure beaucoup. La malade
s'affaiblit. On l'ampute.

OBSERVATION XV

(König. *Loc. cit.*)

Amputation de la mamelle. Ablation des ganglions de l'aisselle chez une femme de 58 ans. On saupoudre de 10 grammes d'iodoforme cristallisé. Sutures. Le jour suivant changement de pansement. On saupoudre 1 gramme d'iodoforme. La 3e nuit après l'opération, grande agitation. La malade déraisonne, ne reconnaît plus son entourage. Cela dure encore pendant le jour. Changement de pansement. La plaie va bien, 1 gr. d'iodoforme.

Pendant le jour qui suit, agitation. La malade veut quitter son lit; à cela s'ajoute le 8e jour le refus des aliments. On enlève autant que possible l'iodoforme par le lavage. On lui donne des lavements nutritifs. Le 10e jour elle tombe dans le coma, ne réagit plus à aucune excitation. Les pupilles sont étroites, le pouls filiforme. Urines albumineuses. La malade a de la fièvre. Mort.

Autopsie. — Bronchite muco-purulente. [Hypostase des deux poumons. Hypertrophie et dilatation du cœur. Foie gros et gras.

OBSERVATION XVI

(Frey. *Revue de Thérapeutique*, 1882, t. 102, p. 325.)

Carie du tarse ; évidement ; pansement à l'iodoforme ; symptômes d'aliénation mentale. Mort au bout d'un mois.

Elisa E..., 73 ans, entrée à la maison des Diaconesses pour une ostéite du tarse datant de 3 mois. Depuis deux ans, ses parents ont remarqué qu'elle était plus silencieuse et plus renfermée que précédemment.

Le 27 juillet, évidement à la cuiller tranchante du calcanéum, de l'astragale et du cuboïde. Il reste une cavité du volume d'un petit œuf de poule qu'on emplit à peu près d'iodoforme. Pansement à l'ouate salicylée.

Aucune réaction, aucune élévation de la température à la suite de l'opération, mais dès le 4 août, on remarque que la malade dérai-

sonne par moments. Cet état ne fait qu'augmenter; la malade crie,
s'agite, veut se lever, laisse aller sous elle ses urines et ses matières
fécales.

Malgré cela la plaie se rétrécit, la cavité osseuse se comble et suppure peu.

Vers la fin d'août on emmène la malade chez elle et elle y meurt
dans le coma. Pas d'autopsie.

OBSERVATION XVII

*Pseudarthrose fémorale consécutive à une fracture compliquée du fémur
droit; résection et suture des fragments; intoxication iodoformique
grave, guérison. (Observation recueillie et communiquée par M. Berger.)*

Il s'agit d'un homme de 47 ans qui avait été admis à l'infirmerie
de Bicêtre, le 22 septembre 1884, pour une fracture compliquée du
fémur droit. La plaie compliquant la fracture avait guéri sans suppuration sous un pansement iodoformique; mais le blessé qui avait
quelques habitudes d'intempérance et qui était d'une indocilité
extrême, avait constamment entravé les efforts faits pour amener la
fracture à consolidation, en ne tolérant aucun appareil, et en faisant
modifier, ouvrir et relâcher incessamment ceux qui étaient appliqués.
Il en était résulté une absence de consolidation qui fut considérée
comme définitive au bout d'un an, et qui fut traitée par l'avivement
cunéiforme, l'enclavement et la suture avec deux fils doubles de platine, des extrémités osseuses séparées. Cette opération avait été pratiquée le 12 novembre 1885. Les suites avaient été simples, malgré
un peu de suppuration. La plaie réunie était pansée à l'iodoforme;
le membre étant enfermé dans un appareil plâtré fenêtré pour permettre les pansements (l'observation sera publiée plus tard tout au
long avec celle d'une autre opération semblable, pratiquée par
M. Berger); une petite eschare, déterminée au niveau de l'ischion en
un point où l'appareil comprimait les parties molles, contraignit
d'échancrer un peu le plâtre; la plaie ainsi produite fut aussi pansée
à l'iodoforme.

Le 27 novembre, la plaie résultant de l'opération ne donnait issue
qu'à une quantité de pus tout à fait insignifiante, il y avait une

absence complète de fièvre, quand l'opéré commença à présenter des phénomènes alarmants.

A une inappétence absolue se joignit une agitation qui, n'existant d'abord que la nuit, finit par durer toute la journée. On aurait été tenté, tout d'abord, d'attribuer cette agitation aux douleurs résultant de la pression de l'appareil. La précaution qu'on avait eue d'échancrer ce dernier avait été plus nuisible qu'utile, la douleur s'était seulement reportée au point nouveau auquel correspondait maintenant la partie supérieure de la gouttière plâtrée. Il fallut de nouveau élargir l'échancrure, et l'on découvrit ainsi une nouvelle eschare qui fut, ainsi que la précédente, pansée à l'iodoforme. Pendant tout le reste du mois, malgré les soins les plus nombreux, quoique le malade restât sans fièvre, que la suppuration des plaies fut presque nulle, l'agitation nocturne persista ainsi que l'inappétence. Au commencement de janvier 1886, les accidents devinrent plus menaçants ; voici quels furent à cette époque, notés jour par jour, les phénomènes observés :

Le 6 janvier, le malade est très agité ; il a cherché la nuit dernière à ouvrir son appareil ; il a fallu lui donner 8 grammes de bromure de potassium qui n'ont pas amené de calme.

11 janvier : au moment de la visite, l'opéré est très calme et paraît jouir de toute sa raison, mais il est pris dans la journée à de certains moments d'un délire tranquille qui devient furieux la nuit. Il pleure et rit sans cause ; quelquefois, plus agité, il essaye de défaire son pansement et de se lever. On continue le bromure à haute dose et on y joint une piqûre de morphine d'un centigramme.

13 janvier ; il y a le jour un calme apparent, mais les divagations sont continuelles et le malade n'a pas un moment de repos la nuit.

Le 14, la nuit a été détestable ; le pouls est lent et très faible ; la langue sèche, la parole embarrassée. B..., veut constamment défaire son appareil croyant travailler à la démolition d'une maison (il était carrier) ; il entend des voix, voit des bêtes, des gens qui le menacent. M. le Dᴿ Jules Voisin appelé en consultation, se fondant sur les caractères de ce délire, sur quelques habitudes de boisson antérieures à l'accident, sur le régime trop riche en alcool de l'opéré (qui ne mange pas, mais qui boit par jour 24 centilitres de vin, 125 grammes de vin de Bordeaux, 40 grammes d'eau-de-vie) incline à croire que ces accidents sont dus à de l'alcoolisme chronique réveillé par l'opération, et il pense que les phénomènes actuels sont probablement

le début d'un état de démence définitif. Il conseille de diminuer très
notablement le vin et l'alcool de son alimentation, de supprimer le
bromure, et de se borner pour tout calmant à dix centigrammes d'extrait thébaïque par 24 heures. M. Berger, de son côté, considérant
le temps très long depuis lequel le blessé est soumis au pansement à
l'iodoforme, fait examiner les urines où se trouvent des quantités considérables d'iode. A la vérité toutes les plaies sont actuellement cicatrisées sauf une fistulette sur laquelle on applique encore tous les
quelques jours une compresse de gaze iodoformique ; il n'y a donc pas
de surface traumatique d'absorption ; il faut remarquer aussi que le
pouls ne présente pas la fréquence qui est un des caractères ordinaires de l'empoisonnement par l'iodoforme. Néanmoins tout iodoforme
est supprimé du pansement.

Dans la nuit du 15 au 16 janvier, le malade de plus en plus agité
se jette hors de son lit ; l'appareil a heureusement tenu bon et l'ins-
pection de la cuisse montre que les fragments qui sont solidement
unis n'ont point été dérangés par cette secousse. On supprime tout à
fait l'alcool et l'extrait thébaïque et, sur le conseil de M. Voisin, on
administre 4 grammes de chloral.

Le 20 janvier, l'état de l'opéré est devenu presque désespéré. Il y
a deux jours qu'il n'a pris aucune nourriture ; son agitation est inces-
sante ; la faiblesse est extrême, le délire tranquille et les hallucinations
continuelles. La langue est sèche ; la température oscille entre 36 et
38°, généralement basse, elle se montre depuis quelques jours des plus
irrégulières.

Déterminé à chercher partout la raison de cet état, M. Berger
enlève entièrement l'appareil plâtré où le malade était placé depuis
l'opération. *Il est absolument imprégné d'iodoforme.* Le fémur
est consolidé ; une fistulette insignifiante existe encore au niveau du point
de jonction des fragments. Le Lister lui-même est supprimé, et le membre, soigneusement lavé, pansé au baume du commandeur, est placé
dans un scultet.

A partir de ce jour même le malade se calme et s'alimente. Dès le
lendemain tout délire a complètement et définitivement disparu ainsi
que la mélancolie et les idées de persécution. Les forces reviennent
de jour en jour.

Deux mois après, l'opéré pouvait détacher le talon du lit ; la plaie
d'opération était depuis longtemps fermée, les fils de platine étaient
restés inclus et enkystés dans le cal

Brun.   7

OBSERVATION XVIII

(Communiquée par M. Berger.)

Deux ans auparavant un homme d'âge mûr, avait été apporté au même lit de l'infirmerie. Il portait une fracture compliquée d'une large plaie au tiers inférieur de la jambe, avec ouverture étendue de l'articulation tibio-tarsienne dont les surfaces étaient à nu.

Pansement : Après lavage phéniqué, réduction de la fracture, la plaie est recouverte d'une compresse de gaze iodoformée, le membre entouré d'un pansement de Lister est placé dans un appareil de Scultet ouaté.

Les phénomènes consécutifs avaient d'abord été d'une extrême simplicité ; absence complète de fièvre et de réaction, état local le plus satisfaisant ; la plaie était devenue granuleuse et belle sous le pansement que l'on renouvelait tous les dix jours environ. Mais dès le quinzième jour le malade cessa de manger ; un délire tranquille d'abord, puis agité se produisit la nuit, sans aucune modification de la température. Le jour, le malade paraissait si bien que l'on avait peine à croire au récit des veilleurs qui disaient que ses nuits se passaient dans un délire continuel ; le pouls cependant était petit et agité. Néanmoins vers le 30e jour il commença à manifester quelques idées de persécution : une ou deux nuits après, il se leva, sortit de son lit avec son appareil pour échapper à des visions.

N'hésitant plus à reconnaître les caractères du délire iodoformique, M. Berger supprima l'iodoforme du pansement, appliqua un appareil plâtré avec un pansement de Lister. Le délire cessa de suite, l'appétit revînt. Le malade guérit après l'expulsion d'un assez fort séquestre : il sortit de l'hôpital en marchant avec assez de facilité.

Les accidents si particuliers que nous avons énumérés plus haut et que nous venons de trouver mentionnés dans les observations qui précèdent, doivent-ils être sans conteste attribués à l'iodoforme ou ne sont-ils pas susceptibles d'une autre interprétation ?

Pour répondre à cette question qui tout naturellement se

présente à l'esprit nous ne pouvons mieux faire que de rappeler brièvement les travaux nombreux et intéressants qui ont
été publiés sur l'action physiologique et toxique de ce médicament.

Comme l'a très justement écrit Le Dentu, « l'expérimentation a depuis longtemps fourni des résultats qui auraient
dû faire prévoir les dangers de l'abus de l'iodoforme. »

Déjà, en 1856, Maître, dans sa thèse inaugurale, Hum-
bert et Moretin, dans un mémoire présenté à l'Académie
de médecine, avaient attiré l'attention sur les résultats qu'ils
avaient obtenus en administrant l'iodoforme à différentes
espèces animales. A doses même peu élevées ils avaient vu,
chez des chiens, se produire des troubles gastriques caractérisés par des nausées, des vomissements, de la diarrhée. Quant
aux manifestations nerveuses il les avaient divisées en deux périodes distinctes ; la première caractérisée par un abattement
plus ou moins profond et une sorte d'ivresse ; la seconde se
manifestant, au contraire, par des phénomènes d'excitation
très marqués, des mouvements convulsifs, quelquefois même
des contractures tétaniques. Ils avaient remarqué, en outre,
que l'administration d'une forte dose d'iodoforme pouvait
faire apparaître très rapidement ces phénomènes d'excitation,
si rapidement même que la phase d'abattement initial pouvait dans certains cas passer inaperçue.

Binz et Högyes, dans différents mémoires, Martin dans sa
thèse ont surtout insisté sur les phénomènes paralytiques
produits par l'iodoforme ; c'est, d'après eux, par arrêt para-
lytique du cœur que survient la mort chez les animaux
intoxiqués.

Rummo, dans un travail récent, s'est tout particulièrement attaché à déterminer les modifications qui, par l'usage

de l'iodoforme, surviennent du côté de la circulation. S'il a noté, surtout après l'emploi de doses peu élevées, une diminution assez marquée du nombre des pulsations, il a nettement établi que ce n'était là, pourtant, qu'un état transitoire et que l'accélération du pouls survenait à son tour, et cela d'autant plus promptement qu'une quantité plus élevée d'iodoforme avait été ingérée ou injectée sous la peau.

Si la réalité de l'intoxication iodoformique paraît établie par les résultats de l'expérimentation, cette dernière est de nature à nous renseigner encore sur l'interprétation à donner aux lésions viscérales constatées aux autopsies. Binz et Högyes, chez tous les animaux intoxiqués, ont constaté la dégénérescence graisseuse du cœur, du foie et des reins. Signalée déjà par Floucaud, dans sa thèse, cette dégénérescence a pu être, presque dans toutes leurs expériences, reproduite par Falkson, Zeller, Martin. Sa constatation acquiert ainsi chez l'homme une valeur qu'on ne saurait contester mais dont la part dans la production des phénomènes morbides est difficile à apprécier.

L'action toxique de l'iodoforme employé en pansements étant nettement établie, nous devons nous demander encore par quel mécanisme intime se produisent les accidents qui caractérisent l'intoxication. L'accord est, disons-le, loin d'exister sur ce point, et nous ne pouvons qu'exposer brièvement les hypothèses diverses qui ont été émises.

Il est généralement reconnu que la dissolution de l'iodoforme nécessaire à son absorption a lieu surtout à la faveur des matières grasses de l'économie. C'est un fait qui a été signalé surtout par Högyes et dont l'exactitude a été reconnue par Binz, Harnack, Martin (de Lyon). Quoique peu considérable la solubilité de l'iodoforme dans le sérum du sang est pourtant appréciable ; elle varierait d'après Zeller entre 0 gr. 20 et 0 gr. 25 par litre. Une fois absorbé, l'iodoforme laisse échapper la quantité considérable d'iode qu'il contient et c'est au sujet de la destinée ultérieure de ce produit que les divergences d'opinion commencent à se montrer. Circulant avec le sang, dans lequel il a toujours été facilement trouvé par Falkson, l'iode, si l'on en croit Bum, irait directement exercer son action sur les centres nerveux. Cette opinion a été également défendue par Moleschott qui croit l'action toxique de l'iode naissant plus considérable que celle de l'iode ingéré en nature et qui explique la longue durée des accidents par la décomposition lente et graduelle de l'iodoforme absorbé.

L'action directe de l'iode est encore incriminée par Binz et par Högyes, mais après une transformation plus complexe. L'iode primitivement dégagé au niveau du point d'application de l'iodoforme s'unirait tout d'abord soit à une base alcaline (Binz) soit à l'albumine (Högyes) pour former dans le premier cas des iodures ou des iodates alcalins, dans le second un composé organique spécial désigné sous le nom d'iodalbuminat. C'est seulement au contact des acides de l'économie qu'une nouvelle décomposition aurait lieu et que l'iode nuisible serait mis en liberté.

Ne trouvant pas aux symptômes de l'intoxication iodoformique les caractères de l'empoisonnement par l'iode, Harnack a émis une théorie différente de la précédente et dont nous avons eu déjà l'occasion de dire quelques mots. Comme Högyes il admet la formation d'un composé organique spécial (iodalbuminat) mais c'est à l'action directe de ce produit nouveau qu'il attribue tous les accidents.

Il se base pour appuyer son hypothèse sur les résultats que lui ont fourni les nombreux examens d'urine qu'il a pu pratiquer. Il a remarqué, en effet, que chez les malade pansés à l'iodoforme, mais non intoxiqués, les iodures alcalins étaient assez abondants dans les urines tandis que les combinaisons iodées organiques semblaient y faire absolument défaut.

Lors d'intoxication, au contraire, les iodures alcalins seraient dans l'urine en quantité très faible, les combinaisons iodées organiques s'y montrant extrêmement abondantes.

Plus ingénieuse encore est l'opinion émise par Behring.

Comme Binz, il admet le dégagement rapide de l'iode et la formation d'iodure et d'iodates alcalins. Quant à la cause même des accidents, il croit pouvoir la rapporter à la spoliation des alcalis du sang. Voici les expériences qui lui paraissent plaider en faveur de son hypothèse. Donnant à quatre lapins, simultanément de l'iodoforme et un sel alcalin, il les vit rester bien portants, tandis que quatre autre lapins de la même portée soumis au régime de l'iodoforme pur, moururent rapidement tous les quatre.

Nous ne pouvons nous arrêter plus longtemps sur ce point de physiologie pathologique qui ne s'applique pas d'une façon spéciale au sujet que nous avons à traiter. Nous n'avons pas cru cependant devoir le passer sous silence, en raison des déductions prophylactiques et thérapeutiques qu'on a cherché à en dégager.

A côté de cas incontestables d'intoxication iodoformique, il est, avons-nous dit déjà, un certain nombre d'observations où les accidents ont été bien à tort attribués à l'emploi de cet antiseptique. Le moment nous semble venu d'aborder cette discussion où, sans avoir la prétention de poser les règles d'un diagnostic précis, nous chercherons surtout à mettre en évidence les erreurs qui nous ont paru avoir été jusqu'ici le plus souvent commises.

L'agitation et le délire ont, de tout temps et bien avant l'emploi de l'iodoforme été signalés comme fréquents chez les blessés ou à la suite des opérations. Le délire nerveux de Dupuytren, le délire alcoolique se manifestent quelquefois par des symptômes, à peu de chose près semblables à ceux de l'intoxication iodoformique, et les lignes suivantes, empruntées à une observation du professeur Verneuil nous paraissent venir à l'appui de cette manière de voir :

« Il s'agissait d'un homme atteint d'un coup de feu qui avait brisé l'humérus droit. Après une opération qui avait consisté à débarrasser le foyer traumatique des nombreuses esquilles détachées et projetées de toutes parts dans les masses musculaires, le blessé, tourmenté par une soif vive et quelques vomissements n'accusa aucune douleur au siège de l'opération. Pendant la nuit, il commença à délirer, tenta de sortir de son lit, défit son pansement et fut en proie à la plus vive agitation, que n'apaisèrent ni 10 centigrammes d'extrait thébaïque, ni une potion avec 2 grammes de chloral. Le lendemain l'état général semblait meilleur. Le blessé avait la parole brève, mais ses réponses étaient claires et précises, il ne souffrait pas et la plaie n'était point enflammée. Cependant la température avait monté, le pouls faible et précipité battait 130 fois ; à 4 heures on ne pouvait plus le compter. La mort survint à 9 heures du soir. »

Nous pourrions, de cette observation, dans laquelle les accidents et la mort, sans complications locales apparentes, put être attribuée à un état ancien d'alcoolisme, en rapprocher une autre publiée par König.

« Un homme de 22 ans, affaibli, buveur, est amputé de la cuisse pour une arthrite suppurée du genou et pansé à l'iodoforme. Brusquement et pendant la nuit il est pris d'un délire furieux. Il veut sauter de son lit, pousse des cris, injurie tous ceux qui l'entourent. Il est en proie à des hallucinations de toute sortes, voit des animaux et des voleurs. Ces symptômes durent pendant une quinzaine de jours au bout desquels ils diminuent et la guérison survient, bien qu'on ait pendant ce temps continué à panser la plaie avec de l'iodoforme. »

La disparition des accidents malgré la continuation du pansement iodoformique, nous semble plaider, dans ce cas, contre l'idée d'une intoxication et il ne nous paraît pas douteux que les habitudes d'intempérance du blessé auraient pu, à plus juste titre, être rendues responsables de la complication.

Faut-il donc mettre en doute toutes les observations d'intoxication signalées chez des blessés ou des opérés plus ou moins entachés d'alcoolisme? Une semblable exagération est bien loin de notre esprit et nous ne saurions trop insister sur l'enseignement qu'il est, à ce point de vue, possible de tirer de l'observation qui nous a été communiquée par Berger. Dans ce cas, l'hypothèse d'accidents alcooliques éveillés par le traumatisme avait été émise par un médecin aliéniste dont la compétence ne saurait être mise en doute. L'évolution des accidents, leur disparition coïncidant avec la suppression réelle et complète de tout pansement iodoformique, vinrent montrer l'inexactitude d'une semblable interprétation et justifièrent, au contraire, le diagnostic d'intoxication proposé par Berger.

Les difficultés sont, on le voit, souvent considérables, et

si la nature particulière des symptômes est capable de faire naître des soupçons relativement à la possibilité d'un empoisonnement, leur évolution et l'influence exercée sur eux par le changement de pansement peuvent seules donner au diagnostic un caractère de certitude à peu près absolu.

Si l'examen des cas d'intoxication iodoformique terminés par la guérison est de nature à faire soupçonner un certain nombre d'erreurs, l'étude attentive des observations terminées par la mort permet une discussion plus facile et qu'il est quelquefois possible d'appuyer sur des faits positifs. Berger, dans sa *Revue générale*, a signalé déjà quelques observations qui lui avaient paru d'une interprétation douteuse. Nous ne croyons pas inutile de critiquer, à notre tour, un certain nombre de cas de mort qui ont été, croyons-nous, faussement attribués à l'iodoforme.

Examinons d'abord deux observations publiées dans le mémoire de König sous les nos 21 et 40.

Il s'agit de deux malades chez lesquelles une extirpation du sein fut suivie, au bout de quelques jours, d'agitation et de délire ; la mort survint dans le premier cas 11 jours, dans le second 13 jours après le début des accidents, et le pansement iodoformique en fut rendu responsable. Un érysipèle survenu chez la première malade en même temps que les phénomènes généraux nous paraît, à vrai dire, suffisant pour expliquer leur apparition, et la cause véritable du délire et de la mort de la seconde opérée nous semble bien nettement ressortir de la lecture du compte rendu de l'autopsie que nous empruntons à la thèse inaugurale de Hœpfl.

« La perte de substance résultant de l'opération s'étend jusqu'au grand pectoral, aux cartilages et aux côtes ; dans l'aisselle, elle va jusque sous l'extrémité acromiale de la clavicule. Sous le petit pectoral et dans la cavité axillaire jusque sous la clavicule, dépôt purulent et infiltration des muscles; celle-ci s'étend jusqu'à la ligne parasternale. La suppuration passe sous le bord inférieur du petit pectoral et s'étend sous la clavicule. Le pus est épais, brunâtre et d'uue mauvaise odeur. »

A côté de ces cas de complications des plaies qui nous paraissent fort nets, nous trouvons encore au nombre des prétendues intoxications des exemples indiscutables d'encéphalo-méningite. Citons à l'appui de notre affirmation une observation publiée par Czerny.

Il s'agit d'un jardinier de 62 ans auquel on pratique le raclage de deux trajets fistuleux aboutissant à l'articulation du genou. Il est pansé à l'iodoforme et 40 gr. environ sont employés à cet usage. Huit jours après l'opération, le malade commence à délirer; il a de la fièvre et se plaint de douleurs dans l'articulation du genou; l'iodoforme est enlevé. Le surlendemain, perte de connaissance, le malade n'avale plus, les muscles de la nuque sont contracturés, ceux des membres inférieurs sont convulsivement fléchis, et des convulsions cloniques se manifestent dans les bras. Les pupilles resserrées réagissent peu : mictions involontaires ; l'urine renferme de l'albumine et 14 milligrammes d'iode par litre. Pouls 128. Température 40°,5. La mort survient deux jours plus tard.

A l'*autopsie* on trouve le crâne épais; la pie mère offre à la partie correspondant aux hémisphères cérébraux une opacité, de l'œdème et de l'injection ; l'opacité est plus considérable à la base, ainsi que sur les méninges qui recouvrent la scissure de Sylvius. Cerveau hyperhémié et œdématié, mais sans autres altérations. Rate énorme, foie légèrement hypertrophié ; liquide purulent dans l'articulation du genou.

Si l'on veut, sans parti pris, rechercher quelle a été dans ce cas la cause de la mort, n'est-il pas très rationnel, plutôt que d'accuser l'iodoforme dont la suppression n'a été suivie d'aucun effet, de penser qu'il s'est agi là d'un tuberculeux chez lequel l'opération a été l'origine d'une poussée méningitique que les lésions pie-mériennes, et surtout leur localisation suffisent à affirmer? Nous en dirons autant d'une observation publiée par König à la suite d'un travail de Czerny.

Il y est question d'une femme de 36 ans, qui, après un grattage d'abcès froid et un pansement avec 5 gr. d'iodoforme est prise de phénomènes méningitiques, crampes dans les extrémités, assoupissement, contractures cloniques des extenseurs, trismus, température 40°,5.

A l'*autopsie* on trouve le cerveau congestionné et un œdème très marqué de la pie mère. Les accidents et la mort n'en sont pas moins attribués à l'iodoforme, le diagnostic de méningite n'est même pas discuté.

Nous pourrions adresser les mêmes critiques à deux autres observations de König (n°s 23 et 26 de son mémoire), où l'autopsie permit de noter l'existence chez des sujets opérés pour des lésions tuberculeuses dans un cas d'une méningite chronique et dans l'autre d'un œdème de la pie mère et de quelques foyers anciens de tubercules.

A côté de ces faits, chez lesquels la responsabilité de l'iodoforme doit, croyons-nous, être absolument dégagée, il en est encore un certain nombre d'autres où son action nous paraît très discutable. Nous faisons allusion à ces cas où, des opérations ayant été pratiquées pour des cancers externes, et la mort ayant suivi de près l'intervention, l'autopsie a révélé la présence de métastases viscérales qui étaient jusque-là demeurées absolument latentes. Trois exemples empruntés à Czerny, Hœpfl, König, nous paraissent mériter d'être signalés ici.

Il s'agit dans le cas de Czerny d'une femme de 58 ans qui fut opérée pour un carcinome du sein droit. Ablation large, curage de l'aisselle. La plaie fut saupoudrée avec 6 gr. d'iodoforme, suturée et recouverte avec de la gaze iodoformée. Les accidents consistèrent surtout en phéno-mènes de dépression, et à différentes reprises quelques mou-vements convulsifs du côté des mains. La mort survint dans le coma.

A l'*autopsie* on note : Injection légère de la pie mère ; œdème léger ; poumon droit comprimé par un épanchement pleurétique ; carcinomes métastatiques dans la plèvre costale et diaphragmatique, le foie et l'aisselle gauche ; foie gras, reins petits.

L'observation de Hœpfl diffère peu de la précédente : Femme de 56 ans. Extirpation de la mamelle gauche. Plusieurs noyaux dans la peau. Pas d'ulcération. Pansement de la plaie à l'iodoforme. Pendant les onze jours qui précè-dent la mort, symptômes analogues à ceux de la méningite. Mort dans la somnolence.

Autopsie.—Le cerveau, les poumons, le cœur ne présentent rien de spécial. Le foie est petit, de couleur jaune pâle. Par places, noyaux blanchâtres atteignant le volume d'une noix de galle, perceptibles à travers la capsule et présentant à la coupe l'aspect de noyaux du carcinome médullaire. Il y en a 7 ou 8 dans le parenchyme hépatique. L'examen micros-

copique des noyaux de la peau et du foie montre les caractères du cancer épithélial pavimenteux.

C'est encore d'une extirpation de mamelle cancéreuse qu'il
s'agit dans le cas de König (n° 39 de son mémoire) où l'examen
des viscères amena la découverte, dans les deux poumons,
de nombreux noyaux de carcinome, ramollis à leur centre.

Est-ce donc à l'intoxication iodoformique que doit être
attribuée la mort de ces trois malades? La chose nous paraît
plus que douteuse, et nous croyons bien plutôt que ce sont
là des exemples de ces catastrophes chirurgicales longtemps
inexpliquées, dont nous savons aujourd'hui, grâce aux travaux de Verneuil et de ses élèves, reconnaître la cause dans
les métastases viscérales trouvées à l'autopsie.

Elaguée d'un certain nombre de cas qui lui avaient été
attribués un peu à la légère, l'intoxication iodoformique n'en
reste pas moins riche en faits dont il nous faut rechercher
maintenant la cause d'apparition.

Pourquoi les accidents considérés par quelques-uns comme
fréquents et redoutables sont-ils donnés par d'autres comme
absolument exceptionnels? C'est dans l'étude des conditions
dans lesquelles ils ont été, en général, observés qu'il faut,
croyons-nous, chercher une réponse à cette importante
question, et l'influence exercée par le mode d'emploi de la
substance, par la nature de la plaie, par l'état du blessé doit
être, à ce point de vue, successivement examinée.

Mosetig-Moorhof, le promoteur et le plus ardent défenseur
du pansement à l'iodoforme, a le premier insisté longuement
sur le danger qui pouvait résulter de l'emploi de doses trop
élevées de ce médicament. König, dans les réflexions dont il
fait suivre les nombreuses observations qui lui ont été com-

muniquées par ses collègues, insiste sur les données encore
bien incertaines que nous possédons sur ce sujet. Si des accidents, remarque-t-il, ont été observés quelquefois après
l'usage de petites quantités d'iodoforme, dans la plus grande
majorité des cas on a employé cependant beaucoup plus de
10 gr., souvent 40, 50, 80, 100 grammes et même davantage. C'est surtout dans les cas qui ont été suivis de mort
que la notion de la quantité de la substance employée nous
parait importante à connaître. Dans 21 cas de cette nature,
où nous avons trouvé cette notion indiquée, nous avons
relevé que les accidents étaient survenus :

avec une dose inférieure à 10 gr.   2 fois
—   de   10   à 20 gr.   4 fois
—   de   20   à 50 gr.   8 fois
—   supérieure à 50 gr.   7 fois

La dose de 10 grammes que König recommande de ne
pas, autant que possible, dépasser paraît, en effet, pouvoir
être le plus souvent employée sans danger. Il ne faudrait
pas oublier cependant qu'aucune règle générale ne saurait
être établie à ce propos et si 250 grammes d'iodoforme ont
pu être tassés dans une cavité osseuse évidée sans qu'il en
résultât aucun accident, ceux-ci se sont, dans d'autres cas,
montrés après l'application dans le vagin d'un simple tampon d'ouate chargé de poudre iodoformique. C'est ailleurs,
dans des cas semblables, qu'il convient de chercher la raison
d'une telle susceptibilité et c'est ainsi que dans l'observation
de Seeligmuller à laquelle nous venons de faire allusion,
nous voyons les phénomènes d'intoxication apparaître pendant la convalescence d'une fièvre typhoïde chez une femme
épuisée et déjà moralement ébranlée par une grave maladie
de son enfant.

Employé en poudre plus ou moins fine, sous forme de crayons ou de gaze iodoformée, l'iodoforme agit-il dans chacun de ces cas avec une aussi grande intensité?

D'après Gutebrock, l'iodoforme finement pulvérisé serait plus facilement absorbé et par conséquent plus rapidement toxique qu'appliqué sous formes de cristaux de dimensions plus considérables. Défendue par Hoefltmann cette opinion a été adoptée par König et c'est pour la même raison sans doute que, comme l'a écrit Berger, la gaze iodoformée renfermant environ son poids de substance active est un moyen d'application plus sûr que l'iodoforme pulvérisé directement sur les plaies.

Deux conditions, tenant au mode d'emploi de la substance, pourraient encore, d'après Mosetig, être rendues responsables des phénomènes d'intoxication : la compression exercée au niveau du pansement, l'association du pansement de Lister au pansement à l'iodoforme. Si l'on songe à la décomposition lente et graduelle que subit l'iodoforme au niveau des tissus au contact desquels il se trouve, on comprend combien doit être préjudiciable le tassement d'une grande quantité de cette substance dans une cavité d'où, à la première apparition des accidents, elle ne pourrait être que difficilement et imparfaitement extraite.

C'est souvent dans des conditions semblables que les intoxications ont été signalées et pour ne citer qu'un des exemples les plus fréquemment observés, ne voyons-nous pas, lorsqu'elles sont survenues à la suite d'une ablation du sein, que dans presque tous les cas la plaie avait été recouverte de 250 à 300 grammes d'iodoforme et que les lèvres en avaient été rapprochées puis solidement réunies à l'aide de la suture.

Emploi d'une quantité véritablement exagérée de substance toxique, accumulation et compression de cette substance dans un espace restreint, ce sont là, pensons-nous, des conditions excellentes pour favoriser l'absorption et par suite l'empoisonnement.

L'influence funeste, qui, d'après Mosetig, résulterait de l'emploi simultané de l'iodoforme et du pansement de Lister, aurait sa raison d'être dans une idée théorique assez séduisante. En même temps qu'il agirait pour hâter et favoriser le dégagement de l'iode, l'acide phénique produirait, si l'on en croit les recherches de Bum, un degré plus ou moins accentué de néphrite. L'accumulation de l'iode dans le sang serait dès lors le résultat inévitable, d'une part de la transformation trop rapide et trop considérable de l'iodoforme, d'autre part d'une insuffisance de l'organe éliminateur. Martin, pour contrôler l'opinion de Mosetig et de Bum, a cherché chez des chiens, à produire cette néphrite imputée à l'acide phénique. Dans aucune de ses expériences il n'a noté d'altération appréciable du côté des reins. Il considère donc comme irrationnelle l'hypothèse du chirurgien de Vienne et la rareté des accidents observés en France, où dans les pansements, l'iodoforme et l'acide phénique sont le plus souvent associés, est de nature à nous faire considérer comme exacte cette dernière opinion déjà défendue par Mikulicz.

L'influence exercée sur l'apparition de l'intoxication par la nature, l'étendue ou le siège de la plaie accidentelle ou chirurgicale, ne peut être que difficilement appréciée. Appliquée sur une large surface absorbante, une quantité même modérée d'iodoforme pourra devenir dangereuse en raison de sa brusque absorption. Une opinion trop exclusive ne

doit cependant pas être admise sur ce point et nous rap-
pellerons à l'appui de notre restriction la première observation de Berger. Chez ce malade, les accidents continuèrent à
évoluer, bien qu'il n'y eût plus de plaie à proprement parler
et leur disparition brusque après la suppression d'un appareil imprégné d'iodoforme vint mettre en évidence l'absorption de cette substance par la peau, que Falkson a, du reste,
démontrée expérimentalement.

Si l'on songe à la facilité avec laquelle l'iodoforme est,
comme l'a établi Högyes, dissous par les graisses, on sera
porté à expliquer ainsi la fréquence des accidents survenus
dans les cas d'extirpation du sein, d'opérations chez les
sujets gras, de lésions portant sur le tissu osseux.

Il est généralement admis que le danger d'absorption
trop rapide, et par conséquent d'empoisonnement, est plus
grand lorsqu'il s'agit d'une plaie fraîche que dans le cas de
plaie déjà granuleuse. C'est la conclusion à laquelle est
arrivée König dont l'opinion a été adoptée par Le Dentu et
par Berger. L'application de l'iodoforme sur les plaies granuleuses n'en devrait pas moins, d'après Mosetig, être atten-
tivement surveillée et c'est, à ce titre, qu'il préconise les
pansements rares et s'élève contre les lavages et les applications nouvelles de poudre iodoformique pratiqués lors de
leur renouvellement.

Les empoisonnements foudroyants obtenus chez les chiens
par l'introduction d'iodoforme dans la cavité péritonéale
(Falkson) devaient au premier abord inspirer quelques
craintes, au sujet de l'emploi de cette substance dans les opérations portant sur les grandes cavités séreuses. Au nombre
des 84 intoxications que nous avons pu relever, nous n'avons
trouvé cependant, que deux cas se rapportant à une ovario-

tomie et les succès nombreux signalés par Léo Léochin et Billroth semblent infirmer la valeur des résultats expérimentaux.

Et pourtant, comme l'a écrit de Santi, dans la laparatomie, Billroth n'hésite pas à saupoudrer d'iodoforme les larges surfaces cruentées qui sont abandonnées dans l'abdomen. Quant à Léo Léochin, après l'ovariotomie, il recouvre les surfaces de section et la ligature du pédicule par une couche très épaisse de poudre d'iodoforme ; il en saupoudre également les points de la paroi abdominale, de l'épiploon et de l'intestin dont on a détaché des adhérences, ainsi que les extrémités des ligatures coupées ras et la plaie extérieure.

Que devons-nous penser des dangers de l'iodoforme dans les plaies cavitaires ? A côté de la plupart des chirurgiens, qui se sont attachés à vanter dans ces cas l'usage de cette substance, Aschenbrandt a recommandé les plus grandes réserves dans son emploi au voisinage dès voies respiratoires. Se fondant sur des expériences pratiquées sur des chats, il a accusé les vapeurs d'iodoforme d'être l'origine de complications inflammatoires et gangréneuses du côté des poumons. Wölfler a répondu à cette accusation en rappelant les succès obtenus par Billroth, qui grâce à l'iodoforme comptait sur 18 opérations de la langue 18 guérisons, malgré des délabrements énormes allant jusqu'à la résection du maxillaire inférieur et l'extirpation partielle du pharynx.

Nous ne dirons qu'un mot des injections d'éther iodoformé dans les abcès froids d'origine tuberculeuse. Que cela dépende de la petite quantité d'iodoforme généralement injectée ou du faible degré de résorption que possède la poche dans laquelle on l'injecte, les accidents d'intoxication

sont absolument exceptionnels, et le professeur Verneuil
n'en a observé que dans un cas, alors qu'il s'agissait d'une
poche extrêmement spacieuse et qu'il avait injecté plus de
100 grammes d'éther contenant en dissolution 20 grammes
d'iodoforme.

Il nous reste à envisager maintenant la part qui revient,
dans la production de l'intoxication par l'iodoforme, au
blessé ou à l'opéré chez lequel on en fait usage.

L'influence du sexe paraît être absolument nulle. Sur les
48 cas publiés par König il y avait 26 hommes et 22 femmes.
Dans 81 cas où nous avons trouvé cette notion mentionnée,
nous avons relevé 41 hommes et 40 femmes.

Très manifeste, au contraire, est l'influence de l'âge. La
conclusion générale à laquelle arrivent tous les auteurs
c'est que les enfants sont rarement atteints par l'intoxication, bien que l'usage de l'iodoforme soit chez eux très
répandu. Chez les vieillards, au contraire, les accidents sont
généralement fréquents, et l'examen d'un relevé de 76 observations nous fournit, à ce propos, les renseignements suivants :

```
De     1 à 10 ans..   6 cas.
 »    10 à 20.....    8 cas.
 »    20 à 30.....    9 cas.
 »    30 à 40.....    6 cas.
 »    40 à 50.....   15 cas.
 »    50 à 60.....   13 cas.
 »    60 à 70.....   12 cas.
au-dessus de 70 ans..   7 cas.
```

soit 29 cas avant 40 ans et 47 après cet âge, c'est-à-dire
une différence considérable si l'on songe que, chez les per-

sonnes âgées, l'usage de l'iodoforme est relativement restreint. L'épuisement par de longues et abondantes suppurations, un état de décrépitude et de sénilité précoces doivent être encore considérés comme favorisant l'intoxication ; renseignement précieux, dont nous aurons à faire découler tout à l'heure des indications thérapeutiques importantes.

Peut-on soupçonner la raison d'une susceptibilité aussi nettement établie ? Si l'on réfléchit aux accidents de néphrite déterminés chez les animaux par l'ingestion de quantités même peu considérables d'iodoforme, il nous paraît rationnel de chercher la cause des accidents dans la poussée inflammatoire provoquée ainsi chez des vieillards ou des épuisés, sur des reins dont le fonctionnement était déjà plus ou moins profondément troublé. Les observations recueillies jusqu'ici sont malheureusement trop sobres de détails pour permettre de mettre exclusivement en cause cette insuffisance du filtre rénal. Elle nous paraît, dans le cas suivant publié par Schwarz, susceptible cependant d'être incriminée dans le développement des accidents d'intoxication.

Il s'agit d'une femme de 61 ans atteinte de prolapsus utérin chez laquelle on pratique la kolporrhaphie avec périnéorrhaphie. Pansement à l'iodoforme.

Deux jours après l'opération, la malade est prise de délire pendant la nuit, se calme un peu pendant la journée mais se croit empoisonnée et ne parle que de sa mort. Les jours suivants l'état s'aggrave et la mort survient dans le collapsus. On note à l'autopsie :

Pneumonie hypostatique. Bronchite généralisée. Hypertrophie cardiaque. *Le rein gauche est complètement détruit, de volumineux calculs remplissent le bassinet et l'uretère est oblitéré.* Le rein droit est hypertrophié mais normal.

Quel était, avant l'emploi de l'iodoforme, l'état du cœur chez les sujets qui ont succombé à l'intoxication? Il n'existe dans aucune observation de renseignements à ce sujet, dont l'importance ressort cependant de l'état de paralysie cardiaque au milieu duquel la mort est en général survenue.

L'état cérébral antérieur des malades, leurs antécédents devront, eux aussi, être dorénavant interrogés avec soin et l'observation suivante nous semble établir leur influence manifeste.

OBSERVATION XIX

Un cas d'intoxication iodoformique aiguë. L. Wille et E. Riedtmann.
Correspondenzblatt f. Schweizer Aerzte, 1882, p. 609.

J. E., institutrice, 37 ans. Entrée le 11 mars à la clinique psychiatrique de Bâle, morte le 17 mars.

Femme intelligente, laborieuse, mais de constitution assez faible; très nerveuse. Coxalgie droite dans l'enfance. Sa mère vit encore mais depuis deux ans est hypocondriaque. Pendant le séjour de la malade à la clinique, une sœur âgée de 19 ans dut être soignée pour une grande excitation mentale, un frère est à moitié idiot.

Il y a cinq semaines cette femme fut prise de lymphangite du bras droit et consécutivement d'un abcès de l'aisselle qui fut ouvert environ 14 jours avant l'entrée de la malade à la clinique; cet abcès fut pansé deux ou trois fois avec de l'iodoforme (10 gr. d'iodoforme en tout). Au début de la lymphangite on prescrivit deux fois une mixture composée d'acide phénique et d'iodure de potassium (environ 8 gr. d'iodure), depuis ce moment elle ne prit plus d'iode.

La nuit du 6 au 7 mars (trois jours avant son admission à la clinique) cette femme fut prise d'agitation et de troubles de la parole. Ces symptômes se reproduisirent jusqu'à son entrée, mais restèrent toujours purement nocturnes. Rien d'anormal ne fut constaté du côté de la pupille, de la face et du système musculaire en général.

A son entrée à la clinique cette malade est très agitée, inconsciente du lieu où elle se trouve, de ce qui se passe autour d'elle et des questions qu'on lui adresse. La respiration est profonde, le pouls difficilement saisissable et faible dépasse 140. La malade chante beaucoup d'une voix forte et élevée, s'arrête quelque temps, sommeille un peu, puis l'agitation et les chants recommencent et il en est ainsi toute la nuit durant.

Le 12 *mars* : même état d'agitation, la bouche est fixée dans un rire convulsif, les joues sont creuses : les yeux roulent de côté et d'autre sans rien fixer. Les bruits cardiaques sont fréquents mais encore distincts. Sur les épaules, le bras droit, le thorax existent de grosses tâches arrondies, légèrement saillantes, rouge foncé, semblables à la roséole (iodexanthème).

Le soir elle prend un bain. 1 gr. d'hydrate de choral.

Le 13. Nuit plus tranquille, les chants s'espacent. Le matin, la malade semble revenir à elle. Dans la journée elle profère quelques paroles décousues. La malade fixe du regard la personne qui lui parle, elle tousse toujours un peu, et expectore beaucoup de mucosités vitreuses. Haleine fétide. Pouls 136, température normale, urine non albumineuse mais, dès l'entrée, l'urine examinée contenait une forte proportion d'iode; dans la journée deux selles abondantes. Le soi 1 gr. 5 de chloral et matin et soir un bain.

Le 14. Nuit relativement tranquille. Ce matin elle comprend ce qu'on lui dit, mais répond quelques paroles inintelligibles. Sensibilité modérée à l'épigastre. Pouls 128. Soir 132. Ne va plus sous elle, encore des traces d'iode dans l'urine. Bain et chloral 1 gr. 5.

Le 16. Un peu d'abattement, ne répond plus, reste immobile. Pouls, matin, 144. Soir, 148. Sensibilité plus grande de la région épigastrique. Ne réagit presque plus. Température normale. Vers 9 heures du soir on lui fait une injection sous-cutanée de strychnine (0,002). Le pouls ne s'améliore pas, la respiration est rapide et stertoreuse, elle tousse beaucoup, mais ne peut plus expulser les mucosités qui lui montent à la bouche.

Le 17. Pouls, matin, 160; respiration tantôt profonde et lente, stertoreuse, tantôt superficielle et rapide. Coma complet. Vers le soir, le pouls dépasse 160, la respiration devient régulière mais superficielle et rapide (58 R. par minute). Mort à 10 heures du soir.

Autopsie, le 18 mars, par le professeur Wille. Il existe encore des traces d'exanthème à la poitrine et aux bras,

Œdème méningé et ventriculaire. Dégénérescence graisseuse du cœur et du foie. Pleurésie sèche, adhésive, ancienne, double. Infiltration caséeuse du sommet du poumon gauche; induration crétacée du sommet droit. Trachéite et bronchite purulente.

Nous avons observé nous-même un fait qui nous paraît devoir être rapproché du précédent.

Il s'agissait dans ce cas d'un homme âgé qui, il y a quelques années, avait présenté pendant plusieurs mois des phénomènes de lypémanie nettement caractérisés.

Il portait à la partie externe et supérieure de la cuisse droite un abcès volumineux d'origine probablement trochantérienne pour lequel une injection d'éther iodoformique fut conseillée par le professeur Guyon. En présence de MM. E. Besnier et Merklen nous fîmes cette injection après évacuation préalable de la poche et 2 gr. 50 d'iodoforme furent ainsi introduits dans la cavité de l'abcès. L'état de dépression dans lequel se trouvait le malade au moment de notre intervention fut aussitôt modifié et aggravé. Pendant la nuit il se montrait agité ; il cherchait à quitter son lit et injuriait les personnes qui cherchaient à le maintenir. Les journées étaient assez calmes, mais le malade toujours plaintif et larmoyant, réclamait avec insistance la solitude et l'obscurité et se refusait à prendre toute nourriture. Ces symptômes auxquels se joignirent au début des vomissements rebelles à tout traitement persistèrent tout en s'atténuant pendant environ trois mois et laissèrent après eux un état d'amaigrissement extrême.

Il ne nous paraît pas douteux que nous nous sommes trouvé là en présence d'un cas d'intoxication iodoformique, mais nous croyons fermement que la notion de l'état cérébral antérieur doit intervenir pour expliquer l'apparition des accidents après l'emploi d'une si faible quantité de la substance toxique.

Les détails dans lesquels nous sommes entré à propos des conditions qui influent sur le développement des intoxications par l'iodoforme, vont nous permettre d'énoncer rapidement un certain nombre de mesures prophylactiques sur lesquels Mosetig a particulièrement insisté.

L'emploi de grandes quantités de cette substance, son accumulation et son tassement dans des régions d'où elle ne pourrait être facilement et complètement extraite semblent devoir être absolument proscrits.

Sur les plaies fraîches et étendues, surtout dans les régions pourvues de graisse, les applications de poudre iodoformique seront aussi peu abondantes et aussi rares que possible et on donnera la préférence à la gaze iodoformée si facile à manier et non moins efficace.

Chez les vieillards ou les sujets cachectiques, chez tous les malades qu'un examen complet aura pu faire soupçonner défectueux au point de vue du fonctionnement de leur cœur ou de leurs reins, l'emploi de l'iodoforme devra être sinon absolument rejeté, au moins surveillé de fort près et tous les chirurgiens qui ont eu quelque accident à déplorer partagent aujourd'hui, croyons-nous, la manière de voir qu'Eugène Bœckel nous a très nettement exprimée.

« J'ai observé, nous écrit-il, deux cas d'intoxication mortelle par l'iodoforme chez de vieilles femmes. Averti par cette expérience, je n'ai nullement renoncé à l'emploi de cette substance si précieuse, mais je n'en remplis plus les plaies comme on le faisait au début. De cette façon je n'ai plus jamais d'accident. Je suis surtout sobre d'iodoforme chez les vieillards et les sujets décrépits. »

Que faudra-t-il faire, lorsque, malgré toutes les précautions prises, l'intoxication iodoformique sera nettement déclarée. Tous les efforts devront tendre d'abord à s'opposer à une absorption nouvelle de la substance toxique et non seulement le mode de pansement sera absolument modifié mais le lavage de la plaie dans toutes les anfractuosités qu'elle pourra présenter, sera indispensable pour en faire disparaître la moindre parcelle.

Pour combattre les effets du poison déjà introduit dans l'économie et dont l'élimination est, nous le savons, très lente, Binz et Högyes, Harnack, Behring ont, en se basant sur les théories pathogéniques qu'ils ont respectivement soutenues et que nous avons exposées en leur lieu, proposé l'administration de substances alcalines. Pour Binz et Högyes ces substances auraient pour effet de fixer l'iode libre auquel ils attribuent tout le danger et de former un iodure alcalin non nuisible. Elles serviraient d'après Harnack à empêcher la formation de l'iodure organique toxique en favorisant au contraire celle de l'iodure alcalin qu'il considère comme inoffensif. Elles seraient, enfin, pour Behring, destinées à remplacer l'alcali enlevé au sang et aux tissus par la transformation de l'iodoforme en iodure alcalin.

Ce ne sont là, à vrai dire, que des conceptions théoriques, mais devant la gravité de certains cas, devant les insuccès relatés par Kocher dans ses tentatives de transfusion, l'essai d'une médication si simple nous paraîtrait d'autant plus rationnelle que Behring dit s'être bien trouvé dans plusieurs cas de l'emploi d'une solution aqueuse à 5 ou 10 pour 100 de bicarbonate de potasse.

CHAPITRE III

SUBLIMÉ

L'emploi régulier et méthodique du sublimé dans le pansement des plaies est de date toute récente.

Utilisé autrefois par les médecins de la Beauce, mais à titre de caustique énergique, dans le traitement de la pustule maligne, il doit la faveur qu'il possède aujourd'hui aux nombreux et intéressants travaux qui ont établi sans conteste son important pouvoir antiseptique.

Les recherches de Petit, de Davaine, de Chauveau sur la stérilisation des ferments et des virus, les expériences confirmatives de Billroth, de Bucholtz, celles de Koch, de Miquel et de Ratimoff, ont contribué surtout à mettre en évidence son incontestable valeur.

C'est en s'appuyant sur ces faits, et tout particulièrement sur les premières expériences si démonstratives de Davaine, que le professeur Tarnier put instituer d'une façon rigoureuse l'emploi méthodique du sublimé dans les services d'accouchement. En 1880, au Congrès de Londres, il le recommandait déjà pour le lavage des mains ; au mois de juin 1882, il le substituait complètement à l'acide phénique dans les salles de la Maternité.

Les résultats obtenus furent tels que l'usage du sublimé

se répandit rapidement dans les services d'accouchement en France et à l'étranger ; les chirurgiens presque aussitôt l'appliquèrent au pansement des plaies, et il devint pour quelques· uns l'antiseptique pas excellence ; ses propriétés efficaces, la modicité du prix des solutions, l'absence complète d'odeur le firent accepter par un grand nombre des opérateurs (Bergmann, Schede, Esmarch, Périer, Richet).

Jusqu'en 1883, les avantages du sublimé avaient seuls été mentionnés.

Stadfeldt, de Copenhague, qui, pendont les mois de novembre et de décembre de cette même année, avait employé dans son service une solution à 1/1500 publia, en février 1884, l'observation d'une femme qui lui sembla avoir succombé à une intoxication par le sublimé.

Cette première observation, sur laquelle nous reviendrons plus tard à cause de son importance et des discussions dont elle a été l'objet, attira l'attention de tous les cliniciens sur les accidents imputables au bichlorure.

De nombreux travaux se succédèrent rapidement, surtout en Allemagne, les uns de critique et d'expérimentation, les autres apportant des fait nouveaux.

Les mémoires très importants de Fraenkel, de Max Schede, de Otto von Herff, les expériences de Prévost (de Genève), confirmant les anciennes recherches de Saikowsky, établirent les caractères anatomo-pathologiques, la cause et la marche habituelle des accidents.

Enfin, toute une série d'observations isolées ont été, en 1884 et 1885, communiquées dans les Sociétées ou publiées dans les recueils. Nous ne croyons pas devoir, ici, en faire l'énumération. Nous citerons, au fur et à mesure, les plus importantes qui, pour la plupart, ont été récemment analysées dans un mémoire publié par Butte, dans les nouvelles Archives d'obstétrique et de gynécologie.

Des accidents de deux ordres ont été imputés à l'usage externe du sublimé.

Les uns ne sont que des phénomènes d'irritation locale et se manifestent toujours au niveau de la plaie, tantôt y restant localisés, tantôt s'étendant plus ou moins loin de leur point de départ.

Les autres, de beaucoup plus importants, et ceux qui devront surtout nous occuper, sont la manifestation de l'absorption du bichlorure, accidents véritables d'intoxication.

ACCIDENTS LOCAUX

Tous ceux qui ont employé d'une façon habituelle les solutions de sublimé, ont signalé un certain nombre d'inconvénients résultant le plus souvent de l'usage prolongé de cet agent.

C'est tout d'abord une sorte d'irritation, d'inflammation subaiguë des bords de la plaie, ou de la peau et des muqueuses longtemps exposées au contact de la solution.

Cette irritation se traduit par un certain degré d'épaississement des téguments qui, au bout de quelques jours deviennent durs, comme desséchés et racornis.

Chez les accouchées, on constate ces altérations tégumentaires sur la muqueuse de la vulve, sur la peau des grandes lèvres, de la face interne des cuisses, du périnée.

Les syphiligraphes ont noté depuis longtemps des altérations analogues du gland, de la peau de la verge et du scrotum à la suite de lotions répétées avec le sublimé.

Tout cela est sans importance aucune. Dès que les pansements et les lavages ont cessé, la desquamation fait disparaître rapidement cette couche épidermique épaissie, cornée et la peau ou la muqueuse reparaît avec sa coloration et sa souplesse normales.

Dans des cas beaucoup plus rares, il se développe une éruption de forme variable suivant l'intensité et la durée du traitement.

Au premier degré, ce n'est qu'un érythème de couleur pâle, qui s'atténue rapidement et disparaît en ne laissant après lui qu'une légère desquamation.

L'inflammation est-elle plus vive, la peau rougit, se couvre de vésicules très nombreuses, d'égal volume, hémisphériques, un peu aplaties et remplies d'abord de sérosité, puis d'un liquide lactescent; le professeur Fournier, a insisté sur les démangeaisons atroces qui accompagnent le plus souvent cette forme d'éruption. Abandonnées à leur évolution naturelle, ces vésicules se dessèchent et prennent l'aspect de gouttelettes de cire; grattées et déchirées par le malade, elles se recouvrent de croûtes foliacées. La durée de ces accidents ne dépasse pas quelques jours.

Max Schede, dans son important mémoire sur l'emploi du sublimé, résume à peu près de la même façon la description de ces accidents locaux. Avec tous les auteurs il insiste sur leur rareté : « En particulier, dit-il, j'ai très rarement vu cet eczéma aigu avec vésicules qui se forme si souvent à la suite du pansement phéniqué, et qui rend illusoire l'antisepsie, surtout dans les amputations du sein où la peau est très fine ».

Il a observé cependant des exanthèmes, quelquefois de petites vésicules, des pustules qu'il attribue à des lavages faits au moment du pansement avec une solution plus forte que celle employée pour le pansement même. Il note aussi dans quelques cas une douleur vive, une sensation de brûlure.

Parfois enfin, se développe autour de la plaie une rougeur qui ne peut être distinguée de l'exanthème scarlatiniforme ; cette éruption, tantôt reste localisée, tantôt peut s'étendre à tout le corps, et souvent alors accompagnée de fièvre, elle peut dérouter le diagnostic et faire croire à une scarlatine véritable, d'autant mieux que, dans les deux cas, l'éruption est suivie de desquamation.

Il est quelquefois assez difficile, on le voit, de faire dans les observations de ces éruptions hydrargyriques, le départ de ce qui ressortit à l'irritation locale ou à l'intoxication, ou du moins de les séparer nettement dans la description symptomatique, puisque dans quelques cas l'éruption s'étend assez loin sans provoquer de symptômes généraux, comme s'il y avait une véritable intoxication locale. Nous n'insisterons pas davantage ici, sur ce point, car nous aurons plus loin à revenir sur les différentes manifestations éruptives dues à l'absorption du sublimé.

Picqué, dans un travail récent, donnant les résultats obtenus par le professeur Richet à la clinique de l'Hôtel-Dieu, considère aussi comme rares les irritations locales dues à l'application du sublimé :

« Tantôt, dit-il, nous avons constaté des rougeurs érythémateuses peu étendues et indolentes ; tantôt une éruption discrète de vésicules remplies de sérosité opaline. Toujours ces accidents se sont montrés très bénins très localisés, et disparaissant rapidement, nullement douloureux, n'attirant pas l'attention des malades. »

A l'histoire des accidents locaux imputables au sublimé se rapportent encore les griefs formulés contre cette subs-tance par Krükenberg et Ribbert. Dans trois cas d'ovariotomie terminés par la mort, ces auteurs furent frappés de l'étendue et de la solidité des adhérences qui unissaient les anses intestinales à la paroi abdominale. Se basant sur quelques expériences, d'ailleurs peu démonstratives, ils n'hésitent pas à attribuer au contact de la solution de bichlorure employée (1 pour 2000) le développement de cette inflammation adhésive ; c'est là une accusation, qui pour être acceptée sans conteste, demanderait à être appuyée d'un plus grand nombre de preuves et que semblent infirmer les résultats excellents obtenus dans les mêmes conditions par Kaltenbach et récemment publiés par Scriba.

ACCIDENTS GÉNÉRAUX

L'étude des observations publiées sous la rubrique d'intoxications par le sublimé montre une série d'accidents assez mal définis et dans lesquels il est souvent difficile d'apprécier exactement la part qu'on doit faire à l'intoxication, et celle qui revient à l'affection en traitement.

Nous aurons à revenir et à insister plus loin sur cette distinction, ce qui nous obligera à une discussion attentive des principaux cas publiés, dont la valeur, du reste, a déjà été plusieurs fois contestée.

Ce que nous voulons surtout maintenant, c'est chercher à dégager d'un ensemble de symptômes complexes les signes que l'on a généralement donnés comme caractéristiques de l'empoisonnement.

Le mode de début des accidents est des plus variables.
Dans quelques cas, on voit que, pendant une injection
intra-utérine ou immédiatement après, la malade éprouve
une douleur vive dans le bas-ventre, une sensation d'angoisse et de dyspnée ; la face est pâle, le pouls petit, souvent rapide et irrégulier ; peu à peu les phénomènes douloureux s'apaisent, mais la pâleur, l'état syncopal, le malaise
persistent ; quelques vomissements glaireux surviennent et
au bout de quelques heures, commence une diarrhée rebelle
accompagnée de ténesme et de coliques souvent violentes,
et aboutissant rapidement à un véritable état dysentérique.

Quelques auteurs ont attribué à l'absorption immédiate
du sublimé les phénomènes observés aussitôt après l'injection.

C'est ainsi qu'Otto von Herff, dans un mémoire sur l'étio-
logie et la prophylaxie de l'intoxication par le sublimé, explique l'apparition brusque des accidents dans le cas de
Stadfeldt (que nous rapportons plus loin), par un passage
direct de la solution dans les vaisseaux sanguins. Pour lui,
le passage de l'injection par la trompe et sa chute dans la
cavité péritonéale rendraient compte aussi dans quelques
cas de la soudaineté des accidents.

Tout en acceptant que les conditions étiologiques signalées
par Herff, doivent certainement favoriser une absorption
rapide, nous ne pouvons admettre comme caractéristiques
d'une intoxication ces phénomènes du début, cet état de
pâleur, de prostration, parfois d'éréthisme nerveux. Tout
cela peut, en effet, se produire à la suite de l'injection dans
la cavité utérine d'un liquide quelconque, et dans les quelques observations qui mentionnent ce mode de début, nous
voyons que c'est chez des femmes affaiblies, anémiées, dans

un mauvais état général, après un accouchement laborieux qu'éclatent brusquement ces réactions contre l'injection, puis un jour ou quelques heures seulement plus tard, apparaissent les effets de l'intoxication.

Le plus souvent, l'empoisonnement ne se manifeste qu'au bout d'un certain temps, et après l'emploi d'un nombre très variable d'injections ou de pansements.

S'il n'existe pas, à vrai dire, entre les observations publiées, des différences assez sensibles pour permettre d'établir l'existence de formes légères et de formes graves d'intoxication, il est cependant un certain nombre de cas où les phénomènes observés se sont montrés remarquables par leur peu d'intensité. Avec quelques troubles intestinaux qui consistent surtout en coliques et en diarrhée, quelquefois assez marquée mais cédant cependant à l'emploi des médicaments opiacés, on note alors la fréquence d'une stomatite plus ou moins accentuée. La bouche et la gorge sont rouges et sèches, la muqueuse buccale et de la langue est tuméfiée, douloureuse et ulcérée par places, la salivation est exagérée et quelquefois fétide.

Dans un cas publié par Thorn, les accidents se bornèrent à une diarrhée séreuse un peu abondante et à l'apparition d'une stomatité légère avec salivation profuse. Une malade opérée par Bokelmann d'un prolapsus du rectum et du vagin, et traitée par des lavages et des injections au sublimé à 1 pour 1000, ressentit au 6ᵉ jour un sentiment de brûlure dans la bouche et présenta de la salivation avec gingivite, symptômes toxiques qui disparurent au bout de 3 jours.

Ce sont là, en somme, des accidents sans gravité et il nous paraît évident que bon nombre d'entre eux, en raison de leur peu d'importance n'ont même pas été signalés.

Dans tous les cas ou l'intoxication revêt un certain caractère de gravité, l'ensemble symptomatique est autrement sérieux et complexe.

Le signe qu'on trouve le plus souvent noté dans les observations et qui semble pour ainsi dire constant est la diarrhée. Dans les premières heures après le début des accidents, le malade se plaint le plus souvent de coliques sourdes d'abord, qui prennent souvent ensuite un caractère de violence très accentué.

D'autres fois, les phénomènes douloureux font défaut au début, mais ils se montrent presque toujours alors que la diarrhée est devenue plus intense.

Il est exceptionnel, en effet, que celle-ci s'arrête rapidement et d'elle-même, et un de ses caractères habituels est sa ténacité, sa résistance à tous les moyens employés pour la combattre. Elle ne cède dans les cas ordinaires que plusieurs jours après qu'on a cessé l'emploi du sublimé; toute médication semble être le plus souvent impuissante à l'arrêter, si l'absorption du poison continue.

Les selles au début sont simplement aqueuses, parfois glaireuses, verdâtres, souvent d'une odeur infecte. Au bout d'un ou deux jours elles sont striées de sang. Elles se répètent alors à des intervalles plus courts, s'accompagnent de coliques, de douleurs, de brûlures rectales et d'un ténesme très accentué. L'abdomen est plus ou moins distendu et météorisé.

Tous ces accidents peuvent s'apaiser dans les cas heureux; lorsque la mort survient, les déjections de plus en plus fréquentes finissent par devenir involontaires, les douleurs disparaissent et les malades succombent dans un état d'adynamie et de prostration.

Les vomissements assez fréquents sont le plus souvent bilieux ou muqueux ; ils ne nous paraissent rien avoir ici de spécial et de vraiment imputable à l'intoxication, non plus que le hoquet qu'on a aussi signalé. Quelle que soit la cause de ces derniers accidents, ils n'en présentent pas moins une grande importance en empêchant toute alimentation par l'intolérance gastrique qu'ils déterminent.

La stomatite est mentionnée dans un grand nombre de cas. Tantôt elle est le seul signe d'intoxication comme cela arrive, ainsi que nous l'avons vu, dans les cas les plus légers ; tantôt, au contraire, elle est accompagnée de désordres intestinaux plus ou moins violents qui la laissent au second plan dans le tableau symptomatique.

Dans presque tous les cas graves, en effet, nous voyons les accidents débuter par la diarrhée et les coliques, par la prostration, et ce n'est qu'au bout d'un, de deux ou trois jours, souvent davantage, qu'on signale l'apparition de la stomatite.

L'intensité de cette stomatite est extrêmement variable, du reste, et ne semble pas en rapport avec la violence des autres symptômes ; dans un grand nombre de cas mortels, en effet, les lésions buccales ont été très légères, tandis que dans des cas légers d'intoxication passagère elles ont pris parfois un caractère d'acuité analogue à celui qu'on rencontre à la suite de l'usage interne immodérement prolongé de préparations mercurielles. Butte, résumant un certain nombre d'observations, arrive à dire que dans les cas mortels les lésions sont bien plus rares et moins accentuées, que « dans ce cas on remarque seulement un peu de sensibilité de la langue qui peut présenter quelques exulcérations, un peu de gingivite avec liséré métallique, une stomatite très légère ; la salivation manque presque constamment et ces petites altérations buccales n'apparaissent que plusieurs jours après l'absorption du poison.

« Dans les cas non mortels, au contraire, on voit le plus souvent signalés le gonflement douloureux de la muqueuse buccale et de la langue qui sont ulcérées, la sensation de brûlure de la bouche, enfin la salivation abondante si caractéristique de l'empoisonnement mercuriel. »

Donnée sous cette forme, une pareille conclusion nous semble exagérée. Si les choses se passent ainsi dans un grand nombre de cas, comme nous l'avons dit, et elles sont d'autant plus remarquées que le contraste est plus frappant, il faut ajouter qu'on ne saurait l'accepter comme une règle absolue.

Ainsi, dans deux observations de Winter, nous voyons une fois une stomatite aboutir en deux jours à la formation de larges plaques gangréneuses sur la muqueuse de la bouche, et cela dans un cas mortel, tandis que l'autre fois une intoxication légère ne provoque que des phénomènes intestinaux sans déterminer de stomatite.

Comme il était facile de le prévoir, les déterminations buccales de l'intoxication mercurielle ont toutes été signalées : salivation simple plus ou moins abondante ; liséré des gencives ; gingivite ; ulcérations des gencives, de la langue, des joues ; plaques gangréneuses, etc.

Alors qu'il n'existe point de stomatite, de gingivite proprement dite, on trouve le plus souvent une irritation, une sécheresse de la bouche et de la gorge qui provoquent une soif inextinguible.

Tels sont les symptômes par lesquels se manifestent les lésions du tube digestif ; s'ils sont variables dans leur intensité et dans leur forme, ils n'en existent pas moins constamment et ils forment, pour ainsi dire, la base de toutes les observations ; souvent très violents, presque toujours assez accentués pour attirer l'attention ils ont été décrits avec détails par tous les observateurs.

On ne peut en dire autant d'un autre groupe de signes dont l'observation et la description n'ont pas été faites toujours d'une façon suffisante, et dont cependant l'importance semble capitale· nous voulons parler des accidents rénaux.

Rarement un examen antérieur à l'apparition de l'intoxication a permis de suivre les modifications apportées au fonctionnement des reins. Nous devons cependant signaler tout d'abord la remarquable observation de Winter qui présenta à la Société obstétricale et gynécologique de Berlin les pièces provenant d'une accouchée morte d'intoxication par le sublimé à la clinique gynécologique de l'Université royale.

« Jeune primipare accouchée au forceps le 7 juin 1884 vers midi, au milieu d'accidents éclamptiques. Peu d'instants après l'accouchement, hémorrhagie abondante par inertie utérine. Injection chaude intra-utérine de 4 à 5 litres d'une solution de sublimé à 1/1000.

Pendant la suture du périnée, lavage des parties génitales avec 1 litre à 1 litre 1/2 de la même solution.

Dans la journée, état satisfaisant, mais pâleur extrême et grande accélération du pouls. Dans la nuit, coliques, ténesme et plusieurs évacuations alvines abondantes, gris verdâtre, extrêmement infectes, mais non sanguinolentes. Gencives présentent sur une grande étendue un liséré bleuâtre, et deux jours plus tard, larges plaques gangréneuses sur la muqueuse buccale.

Etat général mauvais. Anémie extrême.

Température cutanée très basse. Hyperesthésie générale. Agitation, cris, indifférence. Insomnie.

L'urine claire avec sédiment foncé et légèrement albumineuse avant l'accouchement, devint rare, épaisse, trouble, contint des filets de sang, beaucoup d'albumine et beaucoup d'éléments figurés.

L'examen microscopique du sang fit constater une notable augmentation du nombre relatif des globules blancs. Les symptômes d'intoxication persistèrent avec la même intensité, et le 3e jour après l'accouchement, la mort survint dans le collapsus.

Les lésions constatées à l'autopsie furent absolument analogues à celles que signalent tous les autres observateurs et que nous décrirons plus loin.

Winter pense avec raison que la résorption a été facilitée par l'état d'anémie du sujet et que cette résorption a été d'autant plus pernicieuse que les reins déjà malades étaient impropres à l'élimination du poison.

Dans un second cas, cité par le même auteur, l'intoxication caractérisée par de la diarrhée et du ténesme, l'hyperesthésie générale, un abaissement de température guérit au bout de quelques jours. « L'urine fut, passagèrement d'ailleurs, légèrement albumineuse. »

Stadfeldt, Vohtz, Keller, Müller, Maurer, Netzel, ont constaté aussi la présence de l'albumine dans l'urine qui diminue rapidement de quantité et qui le plus souvent renferme des cylindres hyalins ou granuleux et des débris de cellules épithéliales. Nulle part ces altérations ne sont plus nettement signalées que dans l'observation de Netzel.

Une primipare fait un accouchement normal suivi d'une hémorrhagie peu abondante. Après l'accouchement on injecta tous les jours dans le vagin une solution de sublimé à 1 pour 3200.

Le 7e jour la fièvre apparaît; on fait 2 injections intra-utérines de sublimé à 1 pour 1500. Dès la première injection, la malade accuse une légère douleur dans l'abdomen et a une petite hémorrhagie. Dans la nuit qui suit les injections intra-utérines : diarrhée sanguinolente qui dure deux jours; puis vomissements, hoquet, céphalalgie, somnolence, stomatite très légère.

Il y a une diminution immédiate dans la quantité d'urine excrétée (200 à 500 c. c. dans les 24 heures). Celle-ci devient albumineuse et renferme de nombreuses cellules lymphoïdes et épithéliales mêlées à des cylindres granuleux ; elle contient du mercure.

L'état de la malade s'aggrave progressivement, la prostration augmente ; pas de fièvre. Connaissance conservée. La mort arrive le 22e jour après l'accouchement et le 14e après les injections intra-utérines. Les derniers jours on observe une petite hémorrhagie de la bouche et du nez ; il y a un érythème à la face et autour du bassin.

L'albuminurie a donc existé dans presque tous les cas où les urines ont été examinées ; souvent passagère, elle a persisté dans quelques cas 15 à 20 jours après la disparition des accidents. Nous la trouvons mentionnée même dans les observations d'intoxication terminées par la guérison et les observations de Thorn, d'Elsasser, de Stenger peuvent être, à ce point de vue, mentionnées.

Disons enfin que Keller, qui s'est à ce sujet livré à d'intéressantes recherches, a trouvé du mercure et de l'albumine dans l'urine de 12 femmes sur 18 qui étaient traitées par les injections de sublimé à 1/2000.

La diminution de la quantité d'urine émise peut aller jusqu'à l'anurie complète qui se produit dans les cas graves et qui est citée notamment dans les observations de Stadfeldt, de Vohtz et de Keller.

Fischer enfin a attiré l'attention sur une altération toute particulière des urines qu'il a observée chez les adultes après l'emploi de grandes quantités de sublimé pendant les opérations. Le deuxième jour après l'opération, l'urine présente une coloration rouge spéciale ; elle est légèrement fluorescente et trouble. La quantité n'est pas diminuée, le poids spécifique est un peu augmenté.

L'urine conserve cette coloration rouge pendant 3 jours en général. Elle reprend au bout de 8 jours sa coloration normale. Ceci n'a jamais été observé chez les enfants.

Le professeur Hoppe-Seyler a plusieurs fois examiné ces urines rouges; il y a toujours constaté une remarquable augmentation de l'urobiline et la présence d'une autre matière colorante qui n'a pu jusqu'ici être exactement déterminée; elle s'altère très rapidement et se transforme pendant l'analyse.

Fischer croit avoir démontré expérimentalement que cette coloration rouge des urines n'est due ni au chloroforme, ni à l'opération, ni à la fièvre. Plusieurs essais lui ont démontré que l'action seule du sublimé suffit à la produire; le lavage, par exemple, d'un vaste ulcère de jambe avec 3/4 de litre de sublimé à 1/100 la fit apparaître au bout de 2 jours. Jamais l'auteur n'a pu constater la présence du mercure dans ces urines rouges.

Cette coloration rouge spéciale, avec légère fluorescence et aspect trouble, ne répondrait-elle pas à ce que nous connaissons aujourd'hui en France, d'après les travaux du professeur Verneuil, sous le nom d'urines rosaciques? Le traumatisme de l'opération ou de l'accouchement suffit, nous le savons, dans certains cas à les provoquer sans qu'il soit besoin dès lors d'invoquer une intoxication. En tout cas, nous manquons absolument d'éléments suffisants pour établir d'une façon certaine une identité entre ces deux ordres de phénomènes.

En résumé, nous pouvons conclure de tout ceci, que dans tous les cas dans lesquels les urines ont été examinées, on y a trouvé une quantité notable d'albumine et souvent des cylindres hyalins ou granuleux et des cellules épithéliales dont la présence révélait l'existence d'une néphrite aiguë.

La quantité des urines semble toujours diminuée. Dans quelques cas l'anurie a même été complète.

Enfin nous avons vu que Netzel et Keller ont constaté dans l'urine la présence du mercure, qui à vrai dire, ne semble avoir été que bien rarement recherchée.

Les symptômes généraux qui accompagent les troubles fonctionnels sur lesquels nous venons d'insister, se montrent, dans la plupart des cas, d'assez bonne heure.

Une céphalalgie intense qui suit parfois de très près l'absorption du sublimé, et qui peut persister presque jusqu'à la fin, ou au contraire s'atténuer progressivement; un état d'agitation, de malaise et d'angoisse, souvent une hyperesthésie générale, sur laquelle insiste Schede, l'insomnie, des cris, quelques troubles passagers de l'intelligence, tels sont ceux qui ont été observés le plus souvent.

Plus tard, un état d'abattement, de paresse intellectuelle, avec conservation de la connaissance, de somnolence continuelle conduit au collapsus dans lequel s'éteignent les malades.

Le pouls est presque toujours petit, irrégulier, très fréquent; la face pâle, les pupilles souvent contractées, parfois de petites hémorrhagies se font par le nez et la bouche peu de jours avant la mort (obs. de Netzel).

Tous ces troubles, avouons-le, sont bien vagues et bien incertains. Ils n'offrent, en réalité, pas grande signification pour le diagnostic, car ils appartiennent aussi bien en propre aux affections antérieures, et sont seulement caractéristiques d'un état général grave.

Il n'en est pas de même des indications fournies par l'examen de la température et qui ont été relatées dans plusieurs observations. Il paraît assez constant que la température ne s'élève guère au-dessus de la normale et que souvent au contraire elle reste à 37° ou descende à 36°,5 et 36°.

Schede insiste sur ce fait que dans presque tous les cas où il croit pouvoir réellement affirmer que la mort est due à l'intoxication, la température reste égale ou même inférieure à son degré normal.

A côté des cas dont nous venons de faire l'étude, il existe quelques observations d'une forme toute spéciale d'intoxication qui semble caractérisée par une prédominance des phénomènes inflammatoires ; éruptions cutanées étendues, stomatite intense, état fébrile et qui paraît correspondre au second et au troisième degrés des éruptions hydrargiriques telles que les a décrites Bazin.

Maurer a publié une observation de ce genre dans laquelle les accidents furent provoqués par l'injection intra-vaginale de sublimé :

Femme de 37 ans, primipare, accouchée au forceps d'un enfant en état de mort apparente. Ecoulement du méconium dans le vagin. Hémorrhagie abondante. Placenta adhérent.

Injection rapide avec 1/2 litre de sublimé à 1/2000 et décollement du placenta avec la main.

8 heures après, température 39. Vagin chaud et rouge.

Le lendemain, éruption de nombreux points rouges légèrement saillants (de la grosseur d'une tête d'épingle à celle d'un grain de millet) sur les parties génitales. Rougeur diffuse étendue à tout le pubis et à la cuisse. Excitation. Vertiges, pouls 120. Température 39. Vomissements bilieux. Diarrhée profuse légèrement sanguinolente Rétention d'urine. Urine gris verdâtre, très albumineuse. Lochies abondantes commençant à exhaler une mauvaise odeur.

Injections vaginales toutes les 2 heures avec du permanganate de potasse. Le soir, pouls 128, température 40°.

L'érythème atteint les jambes, la figure et les bras. Pendant le 3e et 4e jours, même état. Température le matin 39º,5, le soir 40. Rien dans l'abdomen, dans l'utérus ou ses annexes.

Les points rouges des parties génitales et de la cuisse deviennent blancs au sommet. L'érythème atteint les mains et les pieds. Les gencives et la langue rougissent et deviennent très douloureuses. Pas de salivation.

Le 5e jour, la température baisse, et redevient normale seulement le 11e jour. Sueurs profuses. Le 5e jour les points rouges du vagin deviennent jaunes au sommet puis se fusionnent en masses irrégulières. Lochies abondantes jaunâtres et fétides. Le 14e jour tout était fini.

A partir du 5e jour la peau avait commencé à desquamer suivant l'ordre d'apparition de l'éruption ; mais la desquamation ne fut complètement terminée qu'au bout de 3 semaines. Ce n'est qu'à ce moment aussi que disparut l'albuminurie. »

Maurer rapporte encore d'autres cas d'éruptions étendues avec symptômes généraux graves.

« Dans trois cas sur plusieurs centaines de malades traités au sublimé, et il s'agissait d'individus scrofuleux à peau fine et blanche (une résection de la hanche, une ostéotomie du tibia, une résection de métacarpien) apparut un érythème intense, commençant au niveau de la plaie le jour de l'opération ou le lendemain au milieu de symptômes graves et se généralisant le 2e ou le 3e jour à tout le corps.

L'érythème persista pendant 7 jours, et entrava la réunion par première intention. La plaie dans ces trois cas n'avait été lavée au sublimé qu'une fois l'opération terminée, puis pansée à la gaze de Lister. »

Kehrer a observé sur 221 accouchées, six cas de stomatite et d'urticaire mercurielles et l'observation suivante empruntée à Reichel nous paraît appartenir encore à la forme spéciale d'intoxication que nous venons de décrire.

Un ouvrier boulanger, âgé de 20 ans, affecté d'un genu valgum, du côté gauche, avait subi l'ostéotomie sous-cutanée (procédé d'Ogston). Après le redressement de la jambe, on avait appliqué sur toute la longueur du membre inférieur un pansement fait avec de la gaze au sublimé.

Tout alla bien jusqu'au cinquième jour. A partir de ce moment, le malade se plaignit d'éprouver une sensation de brûlure et de démangeaison le long du membre opéré. Quatre jours après, il fallut enlever le pansement, les démangeaisons étant devenues insupportables, sans compter que depuis la veille elles avaient gagné l'abdomen et la poitrine. Depuis deux jours la température, normale jusqu'alors, s'était élevée à 38°,1 et à 38°,3.

Le membre inférieur gauche, mis à nu, était envahi dans toute son étendue par un eczéma papulo-vésiculeux. La peau était d'un rouge intense, recouverte d'innombrables nodosités miliaires et de petites vésicules remplies d'une sérosité limpide.

La peau et le tissu cellulaire étaient œdématiés. Les lèvres de la plaie étaient décollées et sécrétaient quelques gouttes d'un sérum clair. Sur presque tout le reste du tronc, la peau était le siège d'un érythème disparaissant à la pression du doigt. Cet érythème était constitué par la confluence de taches ayant le diamètre d'une lentille

L'éruption était prononcée surtout à la poitrine, au scrotum et à la face interne de la cuisse à droite, à la face dorsale du coude de chaque côté. La figure et le cou étaient entièrement indemnes. Avec cela, l'état général était bon, l'appétit conservé ; il n'y avait pas de salivation. A la gaze au sublimé on substitua, comme pièce à pansement, de la ouate salicylée.

Le soir même, la température du malade était redescendue à 37°,5. L'érythème pâlit peu à peu pour disparaître sans desquamation.

Pour n'avoir pas à y revenir plus loin, nous croyons devoir dès maintenant justifier la nature des éruptions qui précèdent. Les voyant apparaître chez des blessés ou des opérés au milieu d'un appareil fébrile toujours assez marqué on pourrait être tenté de les considérer comme d'origine septicémique. Leur évolution favorable vient, à vrai dire, déjà à l'encontre d'une semblable hypothèse, mais ce qui nous paraît démontrer surtout leur véritable nature c'est l'analogie qu'elles présentent avec des éruptions observées dans des cas ou la septicémie ne pouvait être en cause.

Bazin, en effet, dont la description a été confirmée et reprise par Hallopeau dans sa thèse d'agrégation, admet trois formes distinctes d'éruptions hydrargyriques :

1° Hydrargyria mitis.
2°   —   febrilis.
3°   —   maligna.

« 1° La forme bénigne n'est qu'une légère efflorescence localisée à certaines régions et particulièrement à la face interne des cuisses, au scrotum, aux aines, à l'abdomen. Sur cet érythème se dessinent des vésicules très petites, avec démangeaison et cuisson. Jamais de réaction fébrile.

« 2° L'hydrargyrie fébrile succède le plus souvent à la forme précédente. Elle débute à la face interne des cuisses et du scrotum pour s'étendre au reste du corps et envahir la face en dernier lieu.

« La rougeur est plus intense ; les vésicules qui apparaissent le quatrième jour sont plus grandes ; elles s'entourent d'une auréole rouge et se remplissent de pus, puis elles se rompent et il se forme des croûtes humides et jaunâtres.

« Le prurit est intolérable. Souvent il y a concurremment de l'angine et de la stomatite. On constate l'existence d'une réaction fébrile.

« 3° L'hydrargyrie maligne ne s'observe guère que dans les cas où l'on continue l'emploi du mercure après l'apparition des premières vésicules.

« Dans cette forme, la peau est tuméfiée et douloureuse ;

le visage est enflé ; les paupières gonflées restent fermées ; l'éruption est d'une couleur rouge ou pourpre.

« Les vésicules présentent des dimensions plus grandes que dans les autres variétés ; il peut même se former des bulles remplies d'un liquide âcre et abondant. Le malade exhale une odeur des plus fétides, qui a été comparée à celle du poisson gâté.

« La desquamation qui se fait le 8e jour est analogue à celle de la scarlatine. Tous ces accidents s'accompagnent de phénomènes généraux graves : fièvre intense, douleurs vives, prostration des forces, dyspnée, insomnie, souvent période de délire, coma et mort. »

Hallopeau reproduit aussi dans sa thèse une observation qui lui a été communiquée par le professeur Fournier et qui, au point de vue qui nous occupe, présente la plus grande importance.

Il s'agit d'un malade qui eut à trois reprises ces accidents ; la première fois, à la suite d'une seule onction mercurielle, la seconde fois, à la suite d'un bain dans lequel on avait versé une bouteille de sublimé, la troisième fois, après l'ingestion de pilules de protoiodure. L'éruption fut analogue à celle de la scarlatine et suivie d'une desquamation plus abondante. Elle disparut au bout d'une dizaine de jours. Elle se reproduisit chaque fois qu'on employa le mercure sous une forme quelconque, cautérisation avec le nitrate acide de mercure, administration de pilules de Dupuytren.

La description de Bazin, l'observation du professeur Fournier et plusieurs autres analogues nous paraissent avoir une importance capitale parce qu'ici on crée une véritable maladie expérimentale et qu'il ne saurait être en aucune façon question d'accidents septicémiques.

De l'analyse des faits à laquelle nous venons de nous livrer, il semble résulter que l'intoxication produite par le sublimé employé en pansement peut se manifester sous deux formes bien distinctes.

Dans l'une, de beaucoup la plus fréquente, le tableau symptomatique est dominé par les phénomènes gastro-intestinaux; l'inflammation spéciale du gros intestin accusée par les selles sanguinolentes provoque un état de prostration, de collapsus et en même temps des phénomènes de dépression nerveuse et un abaissement de température.

La seconde forme, est caractérisée par une réaction inflammatoire souvent violente, une éruption plus ou moins étendue, parfois généralisée et s'accompagne d'une élévation notable de la température. Cette dernière forme semble du reste, d'après les observations, moins grave que la précédente.

La marche des accidents d'intoxication est fort variable et ne peut être indiquée d'une façon même approximative.

Nous avons vu l'irrégularité du mode de début, de l'époque d'apparition des premiers symptômes. La durée ne peut davantage être précisée. La mort est arrivée au bout de 3 jours, de 7 jours, de 14 jours comme dans l'observation de Netzel.

Dans les cas heureux, tantôt il s'agit d'accidents très légers, d'une durée très courte, une stomatite, une diarrhée qui ne persistent que pendant deux ou trois jours; tantôt les phénomènes toxiques sont plus intenses, ne disparaissent que peu à peu et la guérison peut se faire attendre 15 jours ou trois semaines comme dans l'observation de Maurer que nous avons rapportée plus haut.

Dans la description que nous venons de donner, nous

n'avons pas séparé les cas survenus à la suite d'injections vaginales ou utérines de ceux dans lesquels l'intoxication succéda à l'emploi chirurgical du sublimé.

Les mêmes symptômes s'observent, en effet, comme il était facile de le prévoir, quel que soit le mode d'application du sublimé ; les seules différences consistent dans une rapidité plus ou moins grande de l'intoxication suivant que la solution a été mise en contact avec une surface plus ou moins absorbante.

Fraenkel qui rapporte 14 cas d'intoxication provenant du service de Schede, dit que les malades présentèrent, ainsi qu'on le voit en obstétrique, comme premier symptôme de la diarrhée, accompagnée de coliques plus ou moins violentes, des évacuations mêlées de sang, soit dès le début soit un peu après. Cette diarrhée, dans les cas légers, cédait à l'administration des opiacés, persistait au contraire dans les cas graves et pouvait durer jusqu'à la mort comme dans les cas de Stadfeldt et Schrœder. La salivation a manqué tout à fait ou bien les symptômes intestinaux dominaient la scène et l'ont laissée au second plan.

La nature des accidents, leur marche sont donc absolument identiques dans les deux ordres d'observations et doivent être réunis dans une description commune.

Parmi les lésions diverses trouvées aux autopsies, celles qui ont été généralement données comme appartenant en propre à l'intoxication produite par l'usage externe du sublimé intéressaient à des degrés divers, mais avec une remarquable constance le tube digestif et les reins.

Dans le tube digestif, les altérations ont été trouvées localisées toujours d'une façon très précise. L'estomac n'a jamais présenté de traces d'inflammation et l'observation de Netzel est la seule dans laquelle se trouve mentionnées des altérations de l'œsophage qui était « fortement contracté, la muqueuse très injectée et l'épithélium presque totalement enlevé ».

Les altérations de l'intestin présentent, au contraire, une très grande importance ; elles ont été signalées dans toutes les autopsies et nous n'en avons pas relevé moins de 32.

« Il y a, dit Fraenkel, dans tous les cas, inflammation de l'intestin avec nécrose de la muqueuse ; cette inflammation occupe dans la grande majorité des cas le gros intestin, d'une façon très rare au contraire l'intestin grêle et celui-ci n'est jamais atteint sans que le gros intestin le soit en même temps. »

C'est dans le côlon que les lésions sont presque toujours le plus accentuées ; elles s'étendent souvent à l'S iliaque et au rectum, mais ceux-ci peuvent rester indemnes, elles remontent quelquefois dans l'intestin grêle mais y restent, en général, localisées au voisinage de la valvule de Bauhin.

Une seule fois, Fraenkel les a trouvées jusqu'à 1 m. 50 au-dessus de la valvule.

En tout cas, il semble que dans l'intestin grêle elles ne soient pas aussi avancées que dans le colon ; et l'on n'y constate ordinairement que les caractères d'une vive inflammation avec des suffusions sanguines et de petites hémorrhagies sous-muqueuses.

Dans un certain nombre d'autopsies, la muqueuse du colon a été trouvée frappée de nécrose superficielle : Les parties gangrénées peuvent occuper alors une étendue variable, tantôt disséminées, tantôt se réunissant de façon à former de larges plaques. Dans un cas, les couches les plus superficielles de la muqueuse étaient nécrosées sur une longueur de 24 centimètres.

D'autres fois, au lieu de cette gangrène, il existe une véritable infiltration diphtéritique sous-muqueuse par îlots isolés ou confluents. La chute de cet exsudat diphtéritique ou de ces plaques de gangrène découvre des ulcérations quelquefois profondes et comme taillées à l'emporte-pièce pour les points isolés, ordinairement plus superficielles et plus larges, à bords sinueux et irréguliers. Le fond de ces ulcérations est tantôt rouge, tantôt grisâtre. Elles ne dépassent pas, en général, les couches superficielles de la muqueuse et autour d'elles la paroi de l'intestin fortement enflammée et épaissie, présente parfois une grande rigidité. La muqueuse, à une grande distance, est généralement enflammée et desquamée.

L'état des reins n'est bien souvent indiqué que d'une façon fort insuffisante. Dans plusieurs cas, il n'en est pas fait mention. Cependant on a constaté dans plusieurs observations que ces organes étaient gros, pâles et anémiés, qu'ils offraient les lésions de la néphrite parenchymateuse aiguë (Obs. de Thorn, obs. de Keller).

Dans le cas de Stadfeldt « les reins sont gros, pâles et mous. La capsule se détache facilement. La substance corticale considérablement hypertrophiée est par places d'un jaune gris, d'un blanc opaque dans le reste de son étendue. Glomérules décolorés, de volume normal. La couche corticale, autour des pyramides d'un bleu rouge, est nettement délimitée ».

Dahl, qui pratiqua l'examen microscopique de ces reins trouva dans les canalicules droits et contournés d'abondants dépôts de masses amorphes qui offraient les caractères chimiques de l'oxalate de chaux ; ces dépôts étaient beaucoup plus abondants dans la couche corticale que dans les pyramides.

Cette même altération qui semble avoir, comme nous le verrons plus loin une importance capitale a été retrouvée dans l'observation de Netzel : « Les deux reins sont gros, (néphrite diffuse suraiguë) ; à la périphérie et à la coupe, on voit partout des points et des stries blanc jaunâtre de grandeur inégale. Au microscope, on constate que ces altérations proviennent de corps brillants, de la grandeur de cellules épithéliales, amassés dans les canaux contournés et droits et produits, selon toute probabilité, par la dégénération de ces cellules. Sous l'action de l'acide sulfurique, les corps brillants prennent l'aspect de cristaux de sulfate de chaux ».

Il importe de faire remarquer que Fraenkel, d'autre part, affirme n'avoir jamais rencontré cette calcification des reins qu'il a cependant recherchée.

Les autres organes n'ont jamais présenté de lésions ou du moins rien qui puisse être rapporté à l'intoxication. C'est ainsi qu'une seule fois on a trouvé le foie un peu gras, quelquefois pâle et anémié ; le cerveau présentait dans le cas de Doléris un léger piqueté sanguin. L'utérus et ses annexes étaient souvent le siège d'altérations de toute autre nature, mais, remarque Butte, la propreté excessive de la muqueuse utérine contrastait avec l'état grisâtre et putride qu'elle présente dans l'infection puerpérale.

Nous avons, dans les pages qui précèdent, étudié au point de vue clinique et anatomo-pathologique, les caractères assignés par un certain nombre d'auteurs à l'intoxication par le sublimé, employé en lavages et en pansements. En

raison du nombre relativement restreint des faits observés
et de l'extrême rareté avec laquelle des accidents, même
légers, ont été rencontrés dans divers services où le sublimé
est depuis longtemps largement employé, il nous paraît
nécessaire de rechercher tout d'abord si symptômes et lésions
ont bien été rapportés à leur cause véritable.

C'est dans l'espoir de nous faire une opinion à cet égard
que nous allons examiner successivement :

1° Si les lésions relevées aux autopsies doivent être réellement considérées comme le résultat de l'absorption du
mercure ;

2° Si, ces lésions étant reconnues d'origine mercurielle,
la mort a été vraiment le fait de l'intoxication.

Auvard, discutant l'observation de Stadfeldt, dit qu'on
n'a jamais vu notées, dans le cas d'empoisonnement par le
mercure, d'ulcérations semblables à celles qui ont été trouvées chez cette femme au niveau du gros intestin. Les plaques de gangrène, les exsudats, les ulcérations étendues ne
sont pas en effet signalées dans ces cas, mais l'inflammation
catarrhale de l'intestin est notée par plusieurs et en particulier par Rabuteau.

Des lésions intestinales ont été, d'autre part, constatées
par Prévost, chez les animaux auxquels il administrait le
mercure, soit par ingestion stomacale soit par injections
sous-cutanées.

Le contenu intestinal était alors jaunâtre ou brunâtre,
souvent sanguinolent, surtout dans le cœcum et dans le
gros intestin. La muqueuse de l'intestin grêle était desquamée et celle du cœcum et du gros intestin était toujours
fortement hyperhémiée et présentait par places des plaques
ecchymotiques.

Chez un des lapins que Charrin a eu l'obligeance d'intoxiquer à notre intention, l'autopsie, pratiquée huit jours après l'injection intra-veineuse de 0 gr. 009 de sublimé, a montré dans le gros intestin plusieurs ulcérations profondes, couvertes à leur surface d'un détritus gangréneux.

Fraenkel, qui a trouvé des lésions intestinales toujours analogues par leurs caractères et leur siège, chez des sujets qui avaient succombé à leur maladie première, mais avaient été pendant un temps plus ou moins long soumis au traitement par le sublimé, a cherché si en dehors de l'emploi de ce médicament des lésions semblables pouvaient être rencontrées. Pour lui, s'il est vrai que des altérations de l'intestin se rencontrent quelquefois au cours d'affections graves telles que phlegmon diffus, pyohémie, septicémie, il s'agit alors de tuméfaction des follicules clos ou des plaques de Peyer, et quand il existe quelques ulcérations elles sont petites, superficielles et ne se trouvent que dans le jéjunum.

Schede, cependant, a rapporté quatre cas que nous devons résumer ici en raison de leur importance.

I. — H..., 69 ans. Gangrène sénile; élimination d'une partie des orteils du pied droit. Diarrhée, mort dans la prostration.

A l'autopsie : muqueuse du jéjunum tuméfiée, hyperhémiée, parsemée de petites pertes de substances qui deviennent plus nombreuses et plus larges dans l'iléon, sans être localisées aux plaques de Peyer; ici elles sont plus profondes et dénudent en certains points la tunique musculaire. Les unes ont une surface unie, les autres sont recouvertes d'une plaque de sphacèle. La muqueuse voisine est d'un gris sale et infiltrée. A 50 cent. environ au-dessus de la valvule de Bauhin, on voit une ulcération de 2 cent. et demi de long sur 1 cent. et demi de large qui pénètre jusqu'à la séreuse. Ni au fond ni sur les bords de cet ulcère, ni sur la séreuse on ne trouve de granulations. La muqueuse du gros intestin est en partie d'un rouge sale en partie d'une teinte ardoisée.

II. — Elisabeth S..., 1 an et demi. Entréele 21 octobre. Morte le 13 novembre 1881. Abcès de la région trochantérienne gauche suite de contusions. Incision. Drainage. Pansement à l'acide salicylique ; le 28 octobre, Erysipèle. Compresses d'eau blanche. Fièvre, l'érysipèle s'étend presqu'au pied et se termine le 7 novembre. Mort le 13 novembre.

La relation un peu écourtée de l'*autopsie*, montre un catarrhe violent du côlon descendant avec eccchymoses et ulcérations.

III. — Hella H..., 9 mois reçue le 28 juin, morte le 5 août 1882. Rachitisme. Fracture des deux cuisses, phlegmons graves. Pendant la maladie, albuminurie. Traitement : incision, pansement à l'eau boriquée.

Autopsie. — Enormes phlegmons des deux cuisses avec gangrène des muscles et perforation de l'articulation de la hanche, fracture des deux fémurs au col chirurgical. Rate un peu grosse. Enorme tuméfaction trouble des reins. Tuméfaction des ganglions mésentériques et rétropéritonéaux. Inflammation diphthéritique du gros intestin.

IV. — Femme Pei..., 64 ans, reçue le 4 juin 1881, morte le 20 janvier 1882. Femme épuisée. Carie du calcanéum gauche ; opérée le 8 août 1881. Pansement à l'iodoforme. La plaie allait très bien et était presque guérie, quand il se développa un érysipèle accompagné d'une diarrhée rebelle qui ne se termina que le 16 janvier. Mais la malade ne se releva pas et succomba à une forte bronchite dans un état d'épuisement complet.

Autopsie. — Emphysème. Caverne bronchéctasique du sommet du poumon droit, tuméfaction récente des deux reins; catarrhe du cœcum et de tout le côlon. Ulcération dans le cœcum.

Or jamais à aucun moment on n'avait employé de sublimé dans le pansement de ces quatre malades; jamais elles n'avaient pris de mercure sous quelque forme que ce fût.

Tout en faisant ressortir combien ces constatations sont de nature à rendre difficile l'interprétation des lésions intestinales imputées au sublimé, Schede déclare cependant, que jamais, dans les septicémies, il n'a observé avec les mêmes caractères d'intensité que dans l'intoxication, les symptômes abdominaux, ténesme, diarrhée rebelle, selles sanguinolentes, et il n'hésite pas à attribuer au mercure les altérations constatées.

Ce qui nous paraît plaider surtout en faveur de la spécificité de ces altérations, c'est en même temps que la rapidité de leur apparition, la constance de leur siège et nous croyons très rationnelle l'opinion de Fraenkel qui les considère avec Lomer et Schrœder comme le résultat de l'élimination du mercure par la muqueuse intestinale.

Que devons-nous penser des altérations rénales qui ont été signalées dans plusieurs observations?

Dans celles qui ont été publiées par Thorn et par Keller il est dit que les reins présentaient les lésions d'une néphrite parenchymateuse aiguë. Il ne nous paraît pas douteux que la production de cette néphrite puisse être mise sur le compte du sublimé et il nous suffira pour soutenir cette hypothèse de rappeler brièvement ce que la clinique et l'expérimentation nous apprennent à ce sujet.

Pour ne citer qu'un fait clinique récent, nous pouvons rappeler une observation d'empoisonnement qui a été communiquée par Barthélemy à la Société de médecine légale, le 8 mars 1880. Le malade mourut le neuvième jour; l'examen microscopique du rein pratiqué par le professeur Cornil montra les épithéliums de cet organe tuméfiés, réfringents, remplis de granulations graisseuses.

Non moins démonstratits sont les résultats expérimentaux.

Gaucher, dans sa thèse d'agrégation, rapporte un certain nombre d'expériences qui ont été pratiquées par Charrin, par Siredey et par lui-même, et les lésions suivantes ont été constatées chez les animaux intoxiqués. « Les épithéliums des tubes contournés sont granuleux, fusionnés par leurs

bords ; en certains points même, quelques cellules manquent. Les vaisseaux sont remplis de globules dans les
espaces qui séparent les tubes excréteurs ; ces tubes eux-
mêmes ont un revêtement légèrement granuleux, toutefois
beaucoup moins atteint que celui des tubuli. Ce qui frappe
surtout, c'est l'existence dans les tubes d'un très grand
nombre de cylindres granuleux ».

L'action du mercure sur les reins est, du reste, des plus
rapides et nous avons pu, nous-même, grâce à l'obligeance
de Charrin, constater chez les lapins, l'apparition d'une
albuminurie très marquée après des injections intra-veineuses
de faibles doses de sublimé.

Si la néphrite parenchymateuse constatée par Thorn et
par Keller paraît bien devoir être imputée au sublimé,
peut-on lui attribuer aussi les lésions rénales, qui ont été
rencontrées chez les malades de Stadfeldt et de Netzel?
L'expérimentation et la clinique vont nous permettre encore
de répondre à cette question.

Saikowsky en 1866, Prévost en 1882, ont constaté les
lésions rénales suivantes, chez les animaux intoxiqués à l'aide
de cette substance : « Les reins sont augmentés de volume.

« On note une hyperhémie de la substance médullaire et
des pyramides qui contraste avec la coloration pâle et blanchâtre de la substance corticale.

« Les parties de la substance corticale qui sont le siège de
sinuosités et de tractus blancs sont formées par des tubuli
remplis d'une matière demi-opaque, demi-réfringente de
nature calcaire qui s'accuse au premier degré de l'altération
dans les tubes droits et qui peut plus tard envahir les tubes
contournés. Ces lésions peuvent être considérées comme des
dépôts de nature calcaire. »

Ne peut-on regarder comme de même nature que les précédentes, les lésions qui ont été constatées par le professeur Bouchard, chez un saturnin, qui avait été soumis au traitement mercuriel.

« Les reins étaient hérissés de petites saillies d'apparence calcaire du volume d'une tête d'épingle.

« La substance corticale épaissie était mate et paraissait parsemée de points blancs; l'aspect général du rein était celui d'un albuminurique ancien. Il y avait quelques petits kystes séreux sous la capsule fibreuse du rein.

« Daremberg trouva du mercure dans ces reins. L'examen microscopique fait par Bouchard et Cornil leur montra une atrophie avec dépôt calcaire des glomérules de Malpighi. Les grains blancs constatés à l'œil nu n'étaient autres en effet que les corpuscules. Le dépôt était composé de petits grains réfringents arrondis ou anguleux. Il existait aussi le long de quelques vaisseaux et dans un petit nombre de tubuli.

« Il n'était pas modifié par l'acide acétique; mais il était complètement dissous par l'acide chlorhydrique et par l'acide acétique, avec effervescence de bulles gazeuses. L'acide sulfurique donnait naissance à des aiguilles de sulfate de chaux. »

La similitude absolue des lésions observées par Saikowski et Prévost, chez les animaux, par le professeur Bouchard, chez l'homme, ne nous semble pas permettre d'hésiter au sujet de l'interprétation à donner des altérations rénales relevées à l'autopsie des malades de Stadfeldt et de Netzel.

Nous croyons ainsi pouvoir conclure, en réponse à la première question que nous nous sommes posée, que les lésions imputées au sublimé doivent bien être considérées comme le résultat de l'absorption de ce médicament,

On nous objectera peut-être que Fraenkel, qui considère comme caractéristiques les altérations intestinales, n'a jamais observé, bien qu'il les ait soigneusement recherchées, les lésions des reins.

C'est là, il faut l'avouer, un fait qui ne laisse pas que de surprendre, mais nous ne devons pas oublier que Prévost, dans ses expériences, a constamment noté que les symptômes rénaux sont toujours, en quelque sorte, en raison inverse des symptômes intestinaux.

Considérant que dans les observations que nous avons analysées, l'intoxication par le sublimé se trouve démontrée par les lésions anatomiques trouvées aux autopsies, il nous faut maintenant rechercher si, par elle-même, cette intoxication doit être regardée dans tous les cas comme ayant occasionné la mort.

Fraenkel, qui a eu l'occasion de rencontrer quatorze fois les lésions intestinales de l'intoxication, insiste à plusieurs reprises sur ce fait que dans aucun de ces cas, la terminaison fatale ne put être raisonnablement attribuée au sublimé. Tout au plus pense-t-il que les complications ont pu agir accessoirement pour hâter la mort sans avoir été, à elles seules, suffisantes à la provoquer.

Sans vouloir rapporter ici ces différentes observations, nous croyons cependant devoir en mentionner quelques-unes qui nous paraissent en effet des plus concluantes.

Chez un homme de 36 ans qui avait succombé à un phlegmon de la jambe compliqué d'érysipèle, l'autopsie montra en même temps que des ulcérations et des exsudats diphtéritiques du colon imputables au sublimé, un épanchement purulent dans les deux plèvres, un foyer purulent de la grosseur d'une noisette dans la rate, quelques foyers semblables dans le foie, toutes lésions qui peuvent sans discussion être mises sur le compte de la pyohémie.

Chez une femme de 74 ans, le gros intestin présenta des altérations de colite gangréneuse, mais il existait en même temps au sacrum des lésions profondes de décubitus et le pus avait fusé jusqu'autour de la queue de cheval en pénétrant par le canal sacré.

Enfin, chez une malade de 40 ans, traitée pour un phlegmon de la cuisse et de la jambe gauche, les lésions produites par le sublimé consistèrent en dépôts diphtéritiques de la muqueuse rectale et en une coloration ardoisée du colon transverse, mais la mort put être expliquée par l'existence d'une pneumonie droite arrivée à la période d'hépatisation grise.

Schede, qui rapporte en détail les faits précédents et leur donne la même interprétation que Fraenkel, publie de son côté trois observations importantes au point de vue qui nous occupe et qui doivent être analysées.

Il s'agit, dans le premier de ces faits, d'une femme de 50 ans, très misérable qui fut opérée pour un cancer de la mamelle et pansée au sublimé. Elle eut, à deux reprises, des symptômes d'intoxication (stomatite, ténesme, diarrhée) et succomba 16 jours après l'opération avec une température au-dessous de la normale.

L'autopsie démontra une dégénérescence graisseuse du cœur, une quantité de noyaux métastatiques cancéreux du volume d'une fève dans les lobes inférieurs des deux poumons ; dans les deux lobes hépatiques, surtout dans le gauche des métastases cancéreuses ; un catarrhe intense et des ulcérations du rectum et du gros intestin.

Dans les deux autres observations rapportées par Schede, il est question de femmes opérées de myômes utérins, et qui, pansées au sublimé, présentèrent les symptômes habituels de l'intoxication. Schede reconnaît cependant que la mort, dans ces cas, n'a pas été causée par le mercure et il n'hésite pas à l'attribuer à la septicémie qui lui paraît démontrée par la constatation, dans la cavité péritonéale, d'un épanchement assez abondant d'un liquide séro-sanguinolent, de coloration sale, d'odeur nauséabonde.

Bien que différente des précédentes, l'observation de Winter est, elle aussi, de nature à nous renseigner sur la part de responsabilité qui doit être faite à l'intoxication seule, dans l'appréciation des causes de la mort. Elle a trait, on le sait, à une jeune primipare accouchée au forceps à cause d'accidents éclamptiques. L'urine avant l'accouchement était claire, avec sédiment foncé et légèrement albumineuse. Les lavages et injections au sublimé furent promptement suivis des accidents graves d'intoxication et la mort au bout de trois jours survint dans le coma.

L'apparition brusque dans ce cas d'une néphrite suraiguë que révéla, dès le premier jour, l'examen de l'urine, n'a rien qui doive nous surprendre. On sait, depuis longtemps déjà, que les mercuriaux même donnés à faible dose produisent avec la plus grande facilité la salivation, les convulsions et le coma, et Bright et Barlow se sont autrefois élevés, pour cela même, contre l'emploi du mercure dans la néphrite scarlatineuse.

L'observation du professeur Bouchard que nous avons citée déjà à différentes reprises peut être rapprochée de la précédente et il nous paraît très rationnel de conclure que la malade de Winter est bien morte d'intoxication par le sublimé ; mais la cause première de cette intoxication a été très certainement la néphrite dont elle était antérieurement atteinte. Si l'on songe que chez les malades dont l'histoire a été rapportée par Stadfeldt, par Netzel, par Thorn et par Keller les lésions rénales ont été rencontrées à un degré plus ou moins accentué, il est permis de se demander si leur évolution n'a pas été la même que chez la malade de Winter.

Il est malheureusement impossible de rien affirmer à ce sujet et on ne peut que regretter qu'un examen de l'urine n'ait pas été pratiqué avant l'apparition des accidents.

Ce qui nous paraît résulter de l'enquête et de l'analyse auxquelles nous venons de nous livrer c'est que l'intoxication par l'usage externe du sublimé, bien qu'indéniable, n'a bien souvent joué qu'un rôle secondaire dans la production d'une terminaison mortelle ; c'est, d'autre part, que dans nombre de cas où elle a été mortelle par elle-même, elle n'a acquis cette gravité qu'en raison de lésions rénales préexistantes.

Ce point établi, il nous reste maintenant à déterminer quelles circonstances, dans les cas où elle se manifeste, peuvent favoriser le développement de l'intoxication.

L'âge ne semble pas avoir grande influence. Sans doute le relevé des observations nous montre que le plus grand nombre des intoxications appartient à l'âge adulte ; mais nous ne devons pas oublier que la plupart des cas signalés, se sont produits dans des services d'accouchements. Nous trouvons d'autre part, dans le travail de Schede, des exemples d'intoxication chez des enfants de 6 mois, de 9 mois et des hommes de 50, de 60 ans et plus. L'âge avancé semble même être un état favorable à l'apparition des accidents, car plusieurs cas se rapportent à des sujets déjà atteints par la dégénérescence sénile.

L'emploi du sublimé en obstétrique crée, d'une manière générale, une prédominance numérique fort accentuée pour le sexe féminin. Dans les services de chirurgie, les accidents semblent frapper indifféremment et en proportions presque égales les hommes et les femmes.

Bien autrement importantes sont les conditions étiologiques qui résultent de l'état du malade au moment de l'emploi du traitement, ou de la nature de son affection.

Fraenkel et Max Schede insistent avec raison sur le danger causé par l'anémie, l'affaiblissement du sujet, les cachexies de quelque nature qu'elles soient.

Et, en effet, c'est le plus souvent après un accouchement laborieux, qu'éclatent les accidents ; après une application de forceps, une délivrance artificielle, un décollement pénible du placenta, une hémorrhagie utérine, une déchirure du périnée ou du vagin.

En chirurgie, nous voyons l'intoxication frapper des enfants chétifs, rachitiques, atteints d'affections graves, phlegmons étendus, ostéomyélite ou bien des sujets d'un âge avancé, affaiblis, cachectiques, dans cet état de misère physiologique extrême que crée soit la dégénérescence sénile soit une maladie de longue durée ou une diathèse.

Ici donc, de même que pour toutes les intoxications, l'état antérieur du sujet prend une importance capitale, et, sans revenir sur toutes les observations dont quelques-unes ont déjà été signalées, nous ne ferons que rappeler les cas de Schede et de Fraenkel, notamment cette série de malades cachectiques, cancéreux, ou atteints d'affections aiguës graves et l'observation de Winter qui nous montre d'une façon si nette une brusque intoxication frappant une accouchée dont les reins étaient impuissants à éliminer le poison.

La nature de la plaie elle-même, son siège, sa forme, son étendue sont-elles pour favoriser dans certains cas l'intoxication? On conçoit combien l'absorption doit être facile sur la large plaie utérine, plaie cavitaire par excellence, située elle-même au fond d'une autre cavité, le vagin, pour peu que des précautions n'aient pas été prises pour éviter la stagnation.

Otto von Herff, dans le mémoire que nous avons cité, pense que dans quelques cas l'absorption peut être immédiate parce que l'injection passe pour ainsi dire directement dans les vaisseaux béants de la plaie utérine ou bien, poussée par la trompe, tombe dans la cavité péritonéale.

En dehors de ces cas exceptionnels, il a observé en pratiquant avec soin les lavages de l'utérus ou du vagin, que dans le fond de cette cavité reste toujours accumulée une certaine quantité de l'injection, retenue par la contraction du constricteur du vagin ou même du releveur de l'anus. C'est cette rétention qu'il accuse d'être le plus souvent l'origine des accidents et il ne nous paraît pas douteux qu'il doive en être ainsi toutes les fois que le sublimé est employé en injections dans les plaies cavitaires.

Nous pouvons citer à ce sujet deux faits qui nous paraissent des plus démonstratifs.

Schede, pour une arthrite suppurée du genou, fit une injection de sublimé. Malgré tous ses efforts il ne put arriver à vider l'articulation de tout le liquide qu'il y avait injecté. Le soir même le malade était pris de diarrhée et de ténesme.

Chez un malade du professeur Richet qui présentait un abcès de la cuisse dans lequel on avait laissé séjourner cinquante grammes d'une solution de sublimé, il se produisit un érythème fébrile avec stomatite intense, salivation notable, diarrhée abondante.

C'est dans la crainte de voir la rétention du liquide déterminer des accidents que Périer, qui l'un des premiers en France a fait usage du sublimé, n'y a jamais recours pour les lavages des plaies anfractueuses, irrégulières et lui substitue le chloral dans les opérations qu'il pratique sur la bouche, le rectum, l'appareil génital de la femme.

Ce qui vient nous confirmer encore dans notre opinion que l'intoxication ne se produit presque jamais en dehors de circonstances adjuvantes, qui une fois connues pourront être évitées, c'est le défaut absolu d'influence exercée sur l'apparition des accidents par le nombre des injections pratiquées et le taux de la solution employée.

Dans l'observation de Maurer, par exemple, l'injection dans le vagin, d'un demi-litre d'une solution à 1/2000 suffit à provoquer une éruption intense, généralisée, qui dura pendant 3 semaines et s'accompagna de stomatite.

Vohtz vit apparaître les accidents après une seule injection intra-utérine de 175 grammes d'une solution à 1/250; Keller, après des irrigations vaginales avec la solution à 1/4000, tandis qu'ailleurs les accidents ne se sont montrés qu'après des injections longtemps répétées d'une solution à 1/2000 ou à 1/1000, comme dans les cas de Bokelmann, de Stenger et d'Elsasser.

Le professeur Tarnier, d'autre part, sans avoir jamais observé d'autres accidents que des stomatites ou des éruptions passagères, emploie depuis deux ans les solutions de sublimé à 1/1000 et 1/2000 et la thèse de Bastaki renferme l'observation d'une malade chez laquelle 192 injections intra-utérines de la solution de sublimé à 1/2000 ne produisirent aucun symptôme d'irritation ni d'intoxication mercurielle.

Lorsqu'un examen scrupuleux ne permet de découvrir aucune condition spéciale ayant pu favoriser l'intoxication n'est-il pas possible d'admettre une susceptibilité particulière du sujet, analogue à celle que l'on constate quelquefois pour toute autre substance? L'observation suivante, que nous devons à l'obligeance du Dr Ruault, nous paraît venir à l'appui d'nne semblable hypothèse.

« Il s'agit d'une personne, d'une bonne santé habituelle quoique d'une assez grande impressionnabilité nerveuse, qui est accouchée pour la première fois le 7 mai 1886, à 3 heures du matin.

« Elles a été accouchée par Champetier de Ribes. Je ne m'arrête pas à l'histoire de l'accouchement, qui a été assez pénible, et a nécessité l'emploi du forceps. Il y a eu un petit thrombus, situé à la partie postérieure de la grande lèvre droite, n'allant pas plus loin que le niveau des premières fibres du constricteur vaginal. Il y a eu aussi une légère déchirure du périnée, qui a cédé malgré les plus grandes précautions.

« Ce double accident était bien une indication d'antisepsie aussi complète que possible : nous nous arrêtâmes à des lavages vaginaux et vulvaires faits, toutes les six heures, avec une solution de sublimé ainsi formulée :

Liqueur de Van Swieten . . . .   1 partie.

Eau filtrée et bouillie. . . . .   2 parties.

« Les lavages furent faits régulièrement avec l'appareil

de Pinard. Chaque injection, ou plutôt irrigation vaginale, laissait passer deux litres du liquide, employé tiède. Ensuite, je lavais avec soin les parties externes avec un peu de coton hydrophyle imbibé de la même solution, et j'en laissais une mince mèche dans la petite plaie périnéale. J'appliquais ensuite un épais pansement à l'ouate hydrophyle phéniquée sèche, de façon à obtenir une occlusion aussi parfaite que possible.

« Pour le premier lavage, fait immédiatement après la délivrance, à 4 heures 1/2 du matin, on se servit d'une solution à 1 pour 2,000 ; pour tous les autres, celle au tiers, c'est-à-dire à 1 pour 3,000.

Le 1er lavage fut fait le 7 à	4 h. 1/2 du matin.
2e	10 h. 1/2	»
3e	4 h. 1/2 du soir.
4e	10 h. 1/2	»
5e . . . . le 8 à	4 h. 1/2 du matin.
6e	10 h. 1/2	»
7e	4 h. 1/2 du soir.

« Vers 3 heures 1/2 du soir, selle abondante, demi-diarrhéique.

« Une heure après, deuxième selle diarrhéique moins abondante que la première, sans caractères spéciaux.

« Le 8e lavage fut fait à 10 heures 1/2 du soir.

« Mais il y eut bientôt une troisième selle, celle-ci sanguinolente ; le ténesme apparut ; puis une quatrième selle franchement sanguinolente, avec glaires et débris épithéliaux groupés sous forme de *raclure de chair ;* enfin il y eut, jusqu'au lendemain à une heure du soir environ, douze selles en tout, toujours de même aspect. Puis la diarrhée cessa. Il n'y eut plus qu'une selle dans la soirée, et une autre le lendemain matin, encore un peu glaireuses.

« Dès l'apparition des selles sanguinolentes, je pensai à une intoxication par le sublimé, bien qu'il n'y eut rien du côté des gencives. Le pouls était devenu petit, très fréquent: 100, 104, 112. Pas d'élévation de la température, qui restait aux environs de 37. Je me rappelais une observation communiquée par Doléris, récemment, à la Société anatomique, où les choses avaient marché de même, et comme dans le cas en question l'autopsie avait été faite, j'étais effrayé au delà du possible. Je courus chez Champetier de Ribes, qui fit cesser immédiatement le sublimé, et le remplaça par une solution d'acide borique, 30 gr. pour 1,000 d'eau filtrée et bouillie. Nous donnâmes aussi 4 gr. de diascordium et de sous-nitrate de bismuth en potion, et quelques lavements laudanisés. Il n'en fallut pas plus pour arrêter tous ces phénomènes d'intoxication ».

La conclusion qui nous paraît se dégager d'elle-même de l'étude que nous venons de faire c'est qu'à l'égal des autres substances antiseptiques, le sublimé ne saurait être employé à l'aveugle. Mais de la connaissance exacte des causes déterminantes de l'intoxication il ne nous paraît pas impossible de déduire les moyens d'en éviter presque sûrement l'apparition.

Schede, à la fin de son mémoire, arrive à ce sujet aux conclusions suivantes :

« Si on ne lave pas trop les plaies au sublimé ; si on n'emploie que la solution à 1/5000 ; si on a soin qu'il ne reste pas de liquide dans les plaies ; si on n'emploie pas de solution à 1/1000 pour les plaies à large surface et si on cesse l'emploi dès qu'on s'aperçoit de quelques phénomènes légers d'intoxication, alors le sublimé ne donne rien à craindre. Celui qui l'emploie avec ces précautions se convaincra que c'est le moyen de désinfection le plus puissant et qui hâte plus que tout autre la guérison des plaies. »

Tout importantes qu'elles soient, les précautions recommandées par Schede pour éviter les accidents sont cependant incomplètes et ce que nous savons de l'influence exercée par le mercure sur les reins nous paraît devoir proscrire absolument l'emploi de cette substance toutes les fois que l'intégrité de ces organes pourra être suspectée.

Que faudra-t-il faire lorsque l'intoxication se sera déclarée? Comme le dit Butte, la suppression du sublimé s'impose tout d'abord ; puis, tous les efforts devront tendre à l'élimination du poison absorbé, et les diurétiques, la digitale devront être employés dans l'espoir d'augmenter la sécrétion urinaire. Le chlorate de potasse sera administré contre la stomatite et la gingivite ; les injections sous-cutanées d'éther contre les phénomènes de collapsus.

Quant à la diarrhée, peut-être sera-t-il sage de ne pas cherche à obtenir sa suppression brusque, car elle semble constituer une des voies importantes d'élimination du mercure. Ce que l'on aura à faire, ce sera, en somme, le traitement de l'intoxication mercurielle qui, dans les cas qui nous occupent, n'offre rien de spécial, et ne doit pas par conséquent nous arrêter.

Nous avons, au cours de ce chapitre, fait allusion à plusieurs observations d'intoxication récemment publiées : il nous a paru utile de reproduire ici les plus importantes.

OBSERVATION I

(STADFELDT. In Th. de Bastaki, 1884.)

Une primipare non mariée, de 23 ans, fut amenée à l'accouchement le 25 décembre 1883. Toujours saine, elle se croyait enceinte depuis le milieu du mois de mars. Elle se trouva bien durant la grossesse. L'enfant en présentation du sommet, une heure et demie après la dilatation complète, sortit naturellement.

Le placenta fut retenu et donna naissance à une hémorrhagie (800 gr. de sang furent recueillis) après quoi, après une incision partielle, le placenta fut arraché. Nettoyage de l'utérus et du vagin au phénol à 3 0/0, anémie sans importance.

Le 26 température				37°,8 le soir.	
Le 27	—	37°,1 le matin,	37°,4 le soir.		
Le 28	—	37°,1	—	38°,4	—
Le 29	—	37°,8	—	39°,6	—

Ce jour-là, la malade eut un frisson dans l'après-midi. Le 30 décembre à 1 heure de l'après-midi, on fit une injection de la solution de sublimé à 1/1500. Elle passa très facilement et durant la première partie de l'injection il n'y eut rien à remarquer. Le liquide injecté sortait librement et n'était ensanglanté que d'une façon insignifiante. Lorsqu'environ 3 ou 400 grammes de liquide furent écoulés, elle se prit le front et se plaignit de douleurs de tête, indépendamment d'une sensation de suffocation dans le gosier; on la voyait souffrante, un peu égarée. La conscience était pourtant conservée bien que la compréhension ainsi que les réponses fussent un peu paresseuses.

On arrêta aussitôt l'injection et la patiente prit quelques gouttes d'éther. Il y avait très peu de temps (une à deux minutes) que les premiers symptômes ci-dessus étaient apparus, lorsqu'elle commença à se plaindre de fortes douleurs dans l'hypogastre avec irradiations dans l'aine et dans les reins. Bas-ventre un peu sensible mais sans gonflement. Lorsque plus tard elle fut tranquille, elle déclara que les douleurs du bas-ventre avaient commencé les premières.

Pouls 76, régulier. Pupilles et coloration normales. Après une heure ou deux, les douleurs cessèrent, elle tomba dans une sueur profuse, et se plaignit seulement de faiblesse et de vertige.

Le soir elle eut du ténesme vésical et deux selles peu abondantes. L'urine prise avec la sonde contenait une quantité notable d'albumine. Pouls 76, température 37°.

Le 31 décembre, température 36° le matin et 36°,5 le soir. Plusieurs selles, peu abondantes, avec quelques stries de sang; faiblesse et vertiges constants; elle se plaint de douleurs de tête. Quelquefois vomissement glaireux.

Le 1er janvier, température 37°. La diarrhée, le ténesme vésical et les vomissements persistent. Sensibilité des dents sans salivation. A la base des dents, près du bord des gencives, on découvre plusieurs ulcérations, pas trop petites, de couleur grise.

Le 2 janvier, temp. 37°,7 le matin, 36°,9 le soir. La diarrhée et surtout les vomissements persistent. La malade ne prend plus que de l'eau et du vin ; elle se plaint d'une soif inextinguible et d'une sensation de chaleur, quoique la chaleur de la peau soit abaissée. Le ventre n'est plus douloureux.

Les moyens convenables contre les affections d'estomac et d'intestin furent employés; nous nous servîmes de tous les moyens que nous avions à notre disposition, mais bien que la diarrhée s'arrêtât, la situation ne cessa d'empirer.

A partir du 3 janvier, il y eut une anurie complète. La malade se plaignait et l'expression du visage indiquait la souffrance sans qu'elle pût montrer qu'elle souffrît en un endroit déterminé.

Elle s'affaissa de plus en plus, le teint devint cyanosé, les pupilles contractées, le regard vitreux, la sensibilité troublée, le pouls petit, irrégulier, et le 4 janvier, à midi, un peu après un bain qui lui procura quelque repos, elle mourut doucement à 2 heures 1/2 de l'après midi, dix jours après l'accouchement, et cinq jours après l'injection de sublimé.

Autopsie. — Elle fut faite 22 heures après la mort; il y avait de la raideur cadavérique; corps un peu amaigri. A l'ouverture du bas-ventre, on trouva une petite quantité de liquide (100 c.c. environ) citrin, péritonéal, non enkysté.

Le feuillet viscéral et le feuillet pariétal du péritoine lisses et indemnes; pas de traces d'inflammation.

Position des organes génitaux internes normale, correspondant à la période de puerpéralité,

L'utérus était à 3 travers de doigt au-dessus de la symphyse pubienne. Vagin et autres organes génitaux normaux. Face interne de l'utérus normale ; seule la surface d'insertion du placenta était rugueuse, recouverte d'une couche gris rougeâtre, sans odeur et bien résistante. La paroi utérine et ses sinus ne présentaient rien d'anormal à la coupe.

L'orifice utérin de la trompe était perméable à une sonde de chirurgie ordinaire ; trompe et ovaires normaux.

Le corps jaune existait dans l'ovaire gauche. Vessie fortement contractée, absolument vide, avec une muqueuse normale.

Les deux reins gros, pâles, mous. La capsule se détachait facilement. La couche corticale, considérablement hypertrophiée était par places d'un jaune gris, d'un blanc opaque dans le reste de son étendue. Glomérules décolorés de volume normal. La couche corticale, autour des pyramides d'un bleu rouge, est nettement délimitée. Voies urinaires normales.

A l'ouverture de l'intestin, on vit sur la muqueuse de nombreuses ulcérations, de forme irrégulière, la plupart rondes, recouvertes de fausses membranes d'un gris jaunâtre, en parties détachées ; les plus grandes ont environ 8· millim. de longueur. Muqueuse partout hyperhémiée. Le processus ulcératif inflammatoire était surtout développé dans le rectum, s'atténuait vers la partie supérieure et se prolongeait pourtant jusque dans le cœcum. Dans le dernier demi-mètre inférieur de l'intestin grêle, la muqueuse était hyperhémiée et l'épithélium légèrement desquamé. Intestin grêle, estomac et œsophage normaux. Pas d'hypertrophie des plaques de Peyer.

Rate petite, ferme. Rien d'anormal dans le foie.

Dans la cavité thoracique, rien d'anormal. Cœur vide, contracté ; muscle et valvules sains.

Dans la cavité crânienne, dure mère pâle, résistante, adhérente à la table interne. Cerveau ferme. Les coupes ne montrent rien d'anormal si ce n'est de l'anémie du cerveau. Les ventricules sont vides.

A l'examen microscopique des reins, on trouve les canaux altérés ; leur épithélium est fortement granuleux, augmenté de volume et rempli, en plusieurs endroits, de gouttelettes graisseuses. Des lésions de même nature, mais moins accentuées, s'observent dans les canaux droits. Tout autour, nombreux cylindres hyalins. Les glomérules ne sont pas modifiés ; petits caillots dans les vaisseaux.

On n'a pas trouvé trace de mercure dans le foie, le cerveau et l'un des reins, au laboratoire de chimie.

OBSERVATION II

(HOFFMEIER, Ann. de gynécologie, t. XXII, p. 155. 1884.)

Femme récemment accouchée qui eut une déchirure du périnée pour laquelle on fit la suture ; irrigations de sublimé à 1/1000 ;. Vers le 5e jour, on observe une fièvre modérée avec faiblesse du pouls ; il y eut une diarrhée qui persista jusqu'à la mort au 12e jour.

A l'*autopsie*, on constata une destruction gangréneuse de toute la muqueuse du gros intestin s'étendant à l'iléon où elle s'arrêtait.

L'examen chimique révéla la présence du mercure dans les organes.

OBSERVATION III

(VOHTZ. Hosp. Tid. Schm. Jahrb., 1884, n° 3, p. 237.)

Femme de 33 ans qui avait fait un premier avortement ayant laissé de l'endométrite avec ulcération du col. Six mois après, il se produit un second avortement à deux mois et demi.

Après l'extraction de l'œuf, on injecte avec la sonde dans la cavité utérine 175 gr. d'une solution de sublimé à 1/750 (soit 23 centigr. de sublimé). Immédiatement, la malade accuse une vive douleur dans le bassin et deux heures après elle est prise de vomissements. T. 36°,2 ; pouls fort, 92.

Le lendemain, ténesme rectal, diarrhée. Liséré métallique des gencives. Puis les vomissements et la diarrhée augmentent, la coloration ardoisée s'étend à toute la mâchoire et même à toute la muqueuse labiale.

Le 4e jour, salivation, anurie, congestion céphalique. Le 5e jour, la peau est sèche et est le siège d'une vive démangeaison.

Le 6e jour, selles sanguinolentes ; le 7e jour, douleurs rectales vives (le rectum est certainement ulcéré) ; le 8e, urine très concentrée, fortement albumineuse. Les forces diminuent. Les selles sont toujours sanguinolentes et la malade succombe le 10e jour. Pas d'autopsie.

OBSERVATION IV

(THORN. Sammlung Klin. Vorträge, n° 250, 1885.)

Femme de 26 ans, antérieurement bien portante, à bassin rachitique, est accouchée à l'aide du forceps. Après la délivrance, on fait des irrigations vaginales avec une solution de sublimé à 1 : 1000. Deux heures après, diarrhée profuse, pouls petit (120), température normale. Soif vive. Intelligence conservée.

A partir du deuxième jour, vomissements fréquents, sécheresse de la gorge. Abdomen météorisé. Coliques très douloureuses, diarrhée profuse. L'état général s'aggrave. Accablement. Expression d'angoisse. Le pouls est petit, fréquent (120, 140). Il n'y a pas· d'élévation de la température, l'urine n'est pas examinée.

Les cinquième et sixième jours, la diarrhée cesse à la suite de fortes doses d'opium. Mais le septième jour et les suivants, elle recommence ; les selles sont sanguinolentes, la langue est sèche. Vomissements. La malade s'affaiblit de plus en plus ; elle est somnolente et la mort arrive le dizième jour.

A l'*autopsie*, on trouve dans l'abdomen 60 c. c. d'un liquide brun et trouble. Le péritoine est coloré en rouge vif. Dans l'intestin grêle, les follicules sont gonflés çà et là, la muqueuse est pâle. A partir du colon, la muqueuse gris noirâtre, d'un aspect sale, est nécrosée au niveau des plis. Les reins sont le siège d'une néphrite parenchymateuse. Rate et foie normaux. Rectum sain.

OBSERVATION V

(KELLER. Arch. f. Gynœcol, t. XXVI, p. 107.)

Le 17 janvier 1885, à 8 heures du matin, hystérectomie vaginale pour un carcinome ; on fait ensuite des irrigations avec la solution de sublimé à 1/4000.

Après l'opération, pouls petit, faiblesse extrême.

Le 18, lavage du vagin, matin et soir, avec la même solution. Le 19, dans la matinée, fort ténesme et diarrhée. Les selles, d'abord jaunes et de mauvaise odeur, deviennent sanguinolentes dans l'après midi. Nouvelles injections vaginales de sublimé. Soif. Pouls petit, fréquent (156). Agitation, dyspnée, pupilles rétrécies. Voix faible. Ni salivation ni stomatite.

L'urine (300 c. c. dans les 24 heures) est fortement albumineuse ; elle contient des cylindres hyalins granuleux et des cellules épithéliales du rein.

Le 20, selles toujours sanguinolentes, involontaires. Soif vive. Faiblesse extrême. Ni salivation, ni stomatite. Le pouls devient insensible, la dyspnée est très intense et la malade, toujours plus faible, succombe dans le collapsus à 4 heures de l'après midi, 78 heures après l'opération. Anurie complète le dernier jour.

Autopsie. — Le côlon ascendant est le siège d'une très violente inflammation et l'on y constate des pertes de substance épithéliale très nettes qui forment des ulcérations distinctes.

Les reins, plutôt pâles, présentaient au microscope les altérations caractéristiques de la néphrite parenchymateuse aiguë.

OBSERVATION VI

(Lomer. Centralbl. f. Gynœc. Avril 1883.)

Lomer présente à la Société gynécologique de Berlin, le 25 janvier 1884, les pièces anatomiques d'une femme atteinte de déchirure complète du périnée ; on fit la suture, on pratiqua des injections vaginales de la solution de sublimé à 1/1000.

La malade mourut avec de la diarrhée et une fièvre modérée. A l'examen nécropsique on trouve une gangrène de la muqueuse du gros intestin s'étendant jusqu'à la valvule iléo-cœcale.

L'auteur pense que cette lésion doit être attribuée au sublimé.

OBSERVATION VII

(Doléris in Butte. Nouvelles archives d'obstétrique et de gynécologie, avril 1886.)

B..., 24 ans, primipare, entre à la clinique d'accouchements le 14 novembre 1884 à 5 heures du soir. Grossesse normale.

Les douleurs avaient débuté le 13 novembre à 9 heures du matin ; la dilatation était complète le 14 novembre à 9 heures du matin. A 10 heures on fit la rupture artificielle des membranes.

A 1 heure, le travail n'avançant pas, la sage-femme qui assistait la parturiente fait appeler un médecin. Celui-ci fait une application de forceps infructueuse et tente la rotation ; un quart d'heure plus tard il fait une seconde application également infructueuse. Les tractions ne sont pas de longue durée.

On se décide alors à transporter B... à la clinique d'accouchements. A son arrivée à 5 heures du soir on constate un état fébrile marqué. T. 38,5 ; P. 136. Langue sèche, rôtie. La malade perd du sang pur.

L'auscultation démontre que l'enfant vit et que le maximum des bruits est à gauche.

Le toucher fait constater sur la paroi postérieure du vagin et à droite une incision de 6 à 7 centimètres de long, profonde et intéressant peut-être toutes les couches recto-vaginales sans qu'on puisse en avoir la certitude. L'état du col et des culs-de-sac ne peut être apprécié : la tête, en effet, remplit le vagin et est presque à la vulve dans une position directement antérieure.

Le périnée, en raison des lésions vaginales, ne tient plus que par quelques fibres.

M. Doléris applique le petit forceps de Barnes, l'extraction est facile et très rapide. La commissure cède, quelque attention qu'il prenne. La délivrance est normale.

Immédiatement après, M. Doléris place quatre sutures sur le périnée : deux profondes et deux superficielles.

L'introduction du doigt dans le rectum démontre qu'il n'y a pas communication avec le vagin.

Injections vaginales et intra-utérines de liqueur de Van Swieten soigneusement faites. Sulfate de quinine. Onguent napolitain sur le ventre. Ouate.

Le 15 on continue les injections. T. m., 37,4. P. m., 129 ; s., 140.

Le 16, il y a *eu 5 ou 6 selles diarrhéiques* dans la nuit. T. m., 37º. P. 114.

Le soir évacuation très abondante de matières solides suivie de selles liquides. Le ventre est légèrement météorisé sans douleur spontanée ; une douleur légère à la pression sur l'angle gauche de l'utérus. T. s., 38º. P. 130. On continue les injections de liqueur de Van Swieten.

Le 17, la malade va mieux, météorisme léger. Les injections sont rendues parfaitement limpides et inodores. Le soir, expulsion de quelques caillots légèrement fétides.

Le pouls, contrairement à la température, reste toujours un peu fréquent. T. m. 37,6 ; T. s., 38,2. P. m., 114 ; s., 126.

Le 18. Dans la *nuit trois selles liquides*. Dix gouttes de laudanum arrêtent la diarrhée.

. La légère fétidité d'hier soir a disparu.

Le ventre est vaguement endolori dans toute son étendue, il est moins météorisé. Etat général assez bon. T. m., 36,8 ; P. 114. On continue les injections.

Le soir, endolorissement dans les fosses iliaques. Ventre un peu ballonné. T. s., 39° ; P. 123. Diarrhée. Abattement.

Le 19, l'état général est moins bon. M. Doléris examine la malade avec le plus grand soin. Il ne trouve rien dans les culs-de-sac pour expliquer l'état général. Les plaies du vagin sont recouvertes d'un exsudat grisâtre qui pourrait peut-être bien être le point de départ du mauvais état général et de la douleur siégeant à la corne gauche. Les injections vaginales sortent propres. La diarrhée continue. Dix gouttes de laudanum. T. m., 38,4 ; s., 38,5. P. m., 112.

Le 20. Ce matin le ventre est moins météorisé. La diarrhée continue ; on a cependant donné la veille au soir du laudanum et du sulfate de quinine. Ce dernier a été vomi.

La malade est abattue, a des nausées (glace).

On enlève les sutures du périnée. T. m., 37,2 ; s., 38,6. P. m., 140 ; s., 104.

Le 21, les nausées ont persisté hier toute la journée, la malade n'a pu prendre que de la tisane et de la glace ; le soir elle a pris un potage qu'elle a vomi. Diarrhée continuelle. Lavement laudanisé. Les injections vaginales qu'on fait toujours très régulièrement ressortent un peu troubles, sans odeur, T. m. 38,4. P. 96.

Le soir, à 4 heures et demie, selles involontaires, mictions involontaires, frissons qui lui parcourent par intermittences la colonne vertébrale et descendent jusqu'au genou. Langue sèche, saburrale. A 5 heures, T. 39,6. P. 150.

La malade succombe à 1 heure du matin.

Autopsie le 23 novembre à 10 heures du matin. Abdomen volumineux, distendu.

A l'ouverture on trouve dans le petit bassin environ 100 cent. cubes de sérosité louche.

Les intestins sont tympanisés, très distendus; aucune adhérence; pas de foyer purulent.

Le péritoine viscéral est à peine vascularisé en certains points.

Le rectum et le côlon sont le siège d'un processus ulcératif de la muqueuse qui paraît être détruite jusqu'à la couche musculeuse. Les bords de ces ulcérations ni profonds ni taillés à pic, sont nets cependant.

Entre les ulcérations, le tissu muqueux est gris noirâtre, infiltré présentant des saillies mamelonnées et grises.

Les ulcérations d'une part, la muqueuse d'autre part, forment des zébrures confluentes offrant un aspect tigré caractéristique. Le contenu de l'intestin, liquide est noirâtre.

Les mêmes lésions se trouvent dans la dernière portion de l'intestin grêle avoisinant la valvule iléo-cœcale. À ce niveau on a des hémorrhagies, des suffusions sanguines en petites nappes ou sous forme de piqueté.

La déchirure vaginale, qui siège à deux travers de doigt du cul-de sac et à trois travers de doigt de la vulve, occupe presque toute l'épaisseur de la paroi latéro-postérieure gauche du vagin et communique avec le tissu ischio-rectal. Autour d'elle, ni les lymphatiques ni les veines ne contiennent de pus et ne sont enflammés.

Le reste du vagin est normal. Les plaies périnéales sont incomplètement cicatrisées.

L'utérus est sain, à l'extérieur; à l'intérieur la muqueuse contient un caillot adhérent, très normal, sans altération ni odeur. Le péritoine et les annexes sont normaux.

Le cœur, le foie, les reins, le cerveau ne présentent pas la moindre trace d'abcès métastatique.

Léger piqueté congestif dans le cerveau. Foie légèrement gras.

L'examen microscopique du sang, pratiqué au point de vue de la recherche des bactéries ne fait rien découvrir.

L'examen du liquide abdominal, laisse voir, avant la coloration, des granulations, les unes à deux points, les autres à un point; en somme rien de bien net. Après la coloration avec le violet français, on ne peut apercevoir aucun microbe; seules les cellules épithéliales sont vivement colorées.

L'examen chimique des organes pratiqué par M. Galippe ne lui a pas permis d'y déceler la présence du mercure.

OBSERVATION VIII

(Thorn. loc. cit.)

Femme de 35 ans, qui avorta à trois mois. Après l'avortement, on fit une injection intra-utérine de trois litres d'une solution de sublimé à 0,75/1000. Pendant l'injection du troisième litre, la malade ressentit une violente douleur dans l'abdomen, les muscles se contractèrent, le visage devint syncopal, il y eut des sueurs froides. Le pouls était petit, parfois insensible.

Après trois quarts d'heure, amélioration ; l'expression d'angoisse disparaît, les douleurs abdominales diminuent, le pouls est plus plein (120).

Après ving-quatre heures, issue spontanée d'une petite quantité d'urine, les douleurs continuent, le pouls est fréquent (116), la température est normale.

Le troisième jour, apparition de selles aqueuses (10 à 12 dans les vingt-quatre heures). Les urines, dont la quantité n'est pas diminuée, sont fortement albumincuses.

Le cinquième jour, salivation, stomatite, gingivite. Diminution des douleurs abdominales. La diarrhée aqueuse continue.

Peu à peu l'amélioration s'accentue ; le huitième jour, la diarrhée cesse après l'administration de l'opium, le seizième jour, la stomatite disparaît (chlorate de potasse) et la guérison arrive rapidement.

OBSERVATION IX

(Elsasser. Centralb. f. Gynœkologie, 1884.)

Femme qui accoucha le 30 avril 1884 de deux jumeaux: c'était son cinquième accouchement. On fit des injections vaginales d'eau phéniquée ; malgré cela la température monta dès le lendemain et, le quatrième jour, il y eut des frissons avec une température de 41,3. Lochies fétides, ventre douloureux. On se décida alors à faire deux injections vaginales par jour avec deux litres de liqueur de

Van Swieten et trois ou quatre lavages utérins avec la même liqueur.

Le traitement dura quatorze jours, jusqu'au 23 mai, et on employa 56 gr. de sublimé.

23 mai. Collapsus, évacuations sanglantes, vomissements, pouls imperceptible, douleur épigastrique. Gingivite, saveur métallique de la bouche.

On cesse le sublimé, mais cet état persiste pendant quatre jours, malgré le traitement. Au bout de ce temps, une phlegmatia alba dolens double et une bronchite diffuse se déclarent. L'urine contient des traces d'albumine, sa quantité est normale.

La malade est guérie seulement le 3 juin.

OBSERVATION X

(STENGER. Centr. f. Gynœk., 1884.)

Femme qui accoucha normalement, après avoir fait antérieurement deux fausses couches. Adhérences des membranes. Rétention d'une partie d'entre elles. Dès le début du travail, lavage des parties génitales avec trois litres de solution de sublimé à 1 : 1000 ; pendant les huit heures que dure le travail, trois injections vaginales d'un litre de la solution à 1 : 2000.

Après l'acouchement, lavage du vagin et de l'utérus avec deux litres et demi. Les deux jours suivants, injection vaginale et utérine, matin et soir, de un à deux litres. Expulsion des membranes le matin du deuxième jour.

Le troisième jour on fait une injection vaginale le matin et dans la journée la malade accuse de fortes coliques abdominales, elle a trois évacuations rectales et les deux dernières sont formées de mucus sanguinolent, elles contiennent même de petits caillots sanguins. Ténesme. Nausées ; pas de vomissements. Visage pâle et défait. Il y a encore deux selles semblables, malgré l'absorption de vingt gouttes de teinture d'opium.

On cesse le sublimé, mais les symptômes quoique s'atténuant, persistent les 4e et 5e jours.

Le 5e jour, on constate du gonflement de la muqueuse buccale qui est douloureuse. La salivation apparaît jusqu'au 9e jour.

La malade guérit.

La quantité d'urine excrétée avait notablement diminué les deux premiers jours. Elle contenait de l'albumine mais pas de sucre.

OBSERVATION XI

(BOKELMANN. Centralbl. f. Gynæk., n° 11, 1884.)

Une malade opérée le 13 janvier d'un prolapsus du rectum et du vagin fut traitée par des lavages, des injections vaginales et rectales et des applications de liqueur de Van Swieten. Le 19, la malade ressentit un sentiment de brûlure dans la bouche et présentait de la salivation avec gingivite. Ces symptômes toxiques disparurent au bout de trois jours.

OBSERVATION XII

(DOLÉRIS, in Butte, loc. cit).

La nommée V..., 26 ans, accouche pour la septième fois, le 16 mars 1886, au huitième mois de sa grossesse, d'un enfant mort, macéré, de 1,950 gr. La délivrance se fait naturellement vingt minutes après et paraît complète.

Après la délivrance, une injection intra-utérine de sublimé à 1 : 2000. Deux fois par jour, une injection vaginale phéniquée au 1/100 (pas d'autre traitement).

Le 21. Lochies extrêmement fétides et abondantes, trois injections vaginales phéniquées dans la journée. Pas de fièvre.

Le 22. Même état, même traitement. Pas de fièvre, mais fétidité extrême.

Le 23. A midi, grand frisson. T. 38,6. P. 100. Pas de douleur abdominale. Immédiatement on fait une injection intra-utérine de sublimé à 1/2000 ; trois heures après, deux vomissements. A 5 heures du soir on fait une seconde injection intra-utérine de la même solution ; l'eau des injections ramène des débris de membrane et de caduque putrides et noirâtres.

La malade n'était pas allée à la selle depuis trois jours ; on lui donne un grand lavement qui amène une évacuation ordinaire.

Le soir, la langue épaisse est recouverte d'un exsudat blanchâtre ; il y a de la gingivite et l'haleine est fétide. T. 37,8. P. 96.

Suppositoire iodoformé dans le vagin ; 0,02 centigr. d'opium, 1 gr. sulfate de quinine.

Le 24. La nuit n'a pas été très bonne. Injection intra-utérine de sublimé à 1 : 2000 (c'est la troisième). T. 37,8. P. 96. Abattement. Sentiment d'angoisse pectorale, dyspnée légère. Soif ardente. Le facies est vultueux, les yeux brillants ; les joues, les lèvres, la gorge sont rouges, la muqueuse buccale est pourpre ; la langue est chargée d'un enduit blanchâtre, crémeux, adhérent ; les papilles sont enflammées et saillantes, les bords sont rouges. Odeur infecte de l'haleine. Salivation abondante. Rachialgie. Traces d'albumine dans l'urine.

En raison du petit nombre des injections de sublimé (trois), cet état ne frappe que modérément M. Doléris, et il se préoccupe surtout des organes génitaux : le ventre est plat et indolore, l'utérus petit, aucun symptôme abdominal, mais continuation de la fétidité.

La femme est mise en travers sur son lit et un écouvillonnage répété de l'utérus ramène des débris putrides, décomposés de caduque et de placenta. Irrigation de sublimé pour nettoyer la cavité utérine.

M. Doléris est alors frappé de l'état vultueux du visage, de la prostration, de l'abattement et reprend la température, 37,8 seulement); il se méfie alors, défend le sublimé et prescrit des injections phéniquées ; pour la bouche, citron et borate de soude.

Le soir. T. 38,5. P. 105. On constate des ulcérations de la bouche.

Dans la nuit il y a deux garde-robes abondantes.

Le 25. T. 37,5. P. 100. Ventre indolore et souple, utérus indolore. Etat général meilleur. La langue est énorme, douloureuse, recouverte d'un enduit épais. Gencives gonflées, liséré rouge exulcéré. Muqueuse des joues rouge-vif. Ulcérations superficielles sur les joues, la langue, le bord interne des lèvres. On a affaire à une stomatite mercurielle type. Salivation. Soif vive.

L'écoulement lochial ne présente aucune odeur ; aucune douleur abdominale.

Traitement. — Chlorate de potasse et borate de soude.

Les jours suivants tout s'amende peu à peu, et le 4 avril la malade est complètement guérie.

CHAPITRE IV

BI IODURE DE MERCURE

Butte, dans le mémoire que nous avons déjà plusieurs fois cité et où il passe en revue les avantages et surtout les inconvénients du sublimé, considère comme « tout aussi toxiques les autres sels de mercure, le biiodure, par exemple. »

Cette allégation, qui n'est appuyée d'aucune preuve, n'est à vrai dire qu'une pure hypothèse. Si le biiodure est d'un emploi trop récent et trop peu généralement répandu pour qu'on puisse le juger d'une façon définitive, au point de vue des accidents qu'il peut produire, il n'est que juste de faire remarquer cependant qu'il a depuis deux ans donné entre les mains de Pinard les meilleurs résultats.

Avec le biiodure employé en solution à 1/2000, aucun exemple d'intoxication mortelle n'a jusqu'à ce jour été signalé et, en dehors des irritations locales qui n'ont présenté, du reste, aucun caractère particulier, les seuls accidents observés ont consisté en lésions buccales légères ou en éruptions scarlatiniformes de nulle gravité.

Celles-ci, comme on pourra en juger par les observations qui suivent, se sont montrées avec les caractères habituels des éruptions hydrargyriques et aucune contestation, croyons-nous, ne saurait s'élever au sujet de leur véritable origine.

OBSERVATION I

(Service du Dr Pinard. Observ. communiquée par Varnier, int. du service.)

G..., 19 ans, entre le 17 août 1885, salle Sainte-Anne n° 11. Accouchement spontané le 18; délivrance naturelle. Le 21 soir, temp. 38°, 2, montée du lait, pas de douleurs de ventre, lochies un peu odorantes. Injections vaginales au biiodure à 1/2000.

Le 23 matin. Temp. normale. Plus d'odeur, les injections sont continuées par précaution.

Le 25 matin, bon état.

Soir, douleur de tête, pouls rapide, pas de mal de gorge ni de catarrhe, démangeaisons autour de la vulve. Au niveau de la face interne des cuisses et de l'hypogastre jusqu'à un travers de main au-dessus du pubis, plaque rouge un peu saillante, limitée par un bourrelet, s'effaçant sous le doigt. Tout autour de cette plaque existent des taches rouges disséminées, formant semis, analogues à la rougeole. On fait encore une injection.

Le 26 matin. Eruption généralisée rappelant celle de la scarlatine.

Autour de la vulve (face interne des cuisses et hypogastre) teinte rouge uniforme mais moins bien limitée qu'hier, s'effaçant sous le doigt, mais reparaissant très rapidement ; de même, au niveau des régions mammaires recouvertes par un pansement, sur le dos et les fesses qui appuient sur le lit. A la figure, aspect plutôt rubéolique ; n'était l'absence de catarrhe oculaire, nasal, bronchique, on dirait une figure de rougeole.

Sur les membres, aussi bien du côté de l'extension que de la flexion, éruption papuleuse, sans saillies ; les papules à contours irréguliers, de grandeur variable, tendent en certains points à se fusionner pour constituer de grandes plaques rouges. Temp. 39°, 2. Etat général bon. La femme ne se sent pas malade. Ventre souple, non douloureux, involution utérine régulière. Ni gingivite, ni stomatite, pas de diarrhée. On substitue l'acide borique au biiodure.

Soir, 38°, 5, aucun phénomène nouveau.

Le 27 matin. L'éruption est plus confluente qu'hier. Rien à la bouche ni à la gorge. Temp. 37°, 8. La malade se trouve bien et rit de son état Le soir l'éruption pâlit.

Le 28 matin. Eruption presque absolument disparue. Desquamation au niveau des fesses, dans la rainure interfessière, au niveau des plis génito-cruraux. Rien ailleurs.

Le 29. Plus trace d'éruption. La desquamation continue, la malade se lève.

OBSERVATION II

(Service du Dr Pinard. Observation communiquée par Lepage, interne du service.)

D..., 22 ans, entre le 27 avril 1886, chez une sage-femme agréée; accouchement spontané le 27 avril à 2 heures. Délivrance naturelle Pas d'hémorrhagie.

Pendant les premiers jours qui suivent l'accouchement, tout se passe normalement ; toutefois, les lochies ayant une odeur un peu accentuée, on fait cinq fois par 24 heures des injections vaginales avec la solution de biiodure à 1/2000.

La femme se plaint de douleurs dans les reins ; elle est prise d'un frisson le 5 mai au matin ;

Dans la journée apparaît à la face une éruption très accentuée, pouvant être prise pour un début de variole ou pour une rougeole, la peau est chagrinée, recouverte de petites papules rougeâtres assez marquées. Gonflement des paupières.

La femme se plaint en même temps de la gorge. On observe sur le voile du palais des papules, au nombre de 3 à 4, entourées d'une zone rougeâtre. Engorgement ganglionnaire assez considérable.

T. S. 40°. 0,50 sulfate de quinine. Todd.

Le 6 mai, l'éruption qui, la veille avait envahit le tronc et les membres supérieurs envahit également les membres inférieurs. La température est, le matin de 38°, le soir de 37°. On peut donc écarter toute idée de fièvre éruptive, d'autant qu'on constate à la face interne des cuisses, sur les parties en contact avec la compresse biiodurée, un érythème très intense.

Il existe également un peu de stomatite : salivation, douleurs au niveau des gencives, engorgement ganglionnaire. Mais ce qui surtout domine pendant cette journée du 6, c'est une diarrhée très abondante et très fétide ; la femme va plus de vingt-cinq fois à la selle pendant les 24 heures. L'odeur des matières est très fétide. L'éruption s'accompagne de démangeaisons très vives.

Le 7 mai, l'éruption a beaucoup diminué d'intensité, la diarrhée est un peu moins abondante mais toujours fétide. On a remplacé les injections biiodurées par des injections boriquées. La température est de 37°, le matin, 37°,4 le soir, Gargarisme au chlorate de potasse.

Le 8, grande amélioration ; la femme n'a presque plus de diarrhée ; l'érythème hydrargyrique a presque entièrement disparu. La femme accuse toujours un peu de douleur pour manger.

M. Pinard autorise la femme à retourner chez elle ; elle est presque complètement guérie. Légère desquamation au niveau des parties envahies par l'érythème. La stomatite a presque entièrement disparu.

La femme a pu continuer à allaiter son enfant malgré ces accidents.

OBSERVATION III

(Service du Dr Pinard. Observ. communiquée par Lepage, interne du service.)

O..., 34 ans. Entrée le 27 avril 1886. Salle Sainte-Anne, n° 27. Septième grossesse. Accouchement spontané le 27 avril dans la nuit.

La rupture des membranes n'a eu lieu qu'à la dilatation complète, au moment de l'accouchement.

La délivrance se fait à 3 h. 35 ; le placenta se présente par un de ses bords, mais est expulsé seul, sans les membranes qui restent en entier dans l'utérus. Les lambeaux de membranes qui accompagnent le placenta sont très faibles.

La sage-femme de garde, voyant que les membranes résistent à une traction légère, place une ligature sur le paquet qui reste.

28 avril. T. 37°,2, soir 37°,1. Les membranes sont toujours retenues ; des tractions modérées exercées sur la ficelle qui les tient n'amène aucun résultat. Pas d'odeur des lochies. On fait toutes les 2 heures des injections vaginales chaudes avec la solution de biiodure à 1/2000.

Le 29. T. 37°, soir 37°,2. Les membranes tiennent toujours. A 5 heures du soir on fait une irrigation utérine, 30 litres de la solution de biiodure étendue d'une fois et demie son volume d'eau,

Le 30 avril. T. M. 37°,4. T. S. 37°. On fait matin et soir une irrigation intra-utérine, les membranes sont toujours résistantes et ne cèdent pas aux tractions modérées qu'on exerce sur elles matin et soir.

A 10 heures du soir, la malade est prise d'un frisson assez violent; elle est prise de tremblement qui a duré 10 minutes; sueurs profuses. T. 38°,2. On administre 0,50 cent. de sulfate de quinine.

Le 1er mai. T. M. 37°,6. T. S. 37°. Pas d'odeur des lochies qui sont de couleur rougeâtre. Un peu d'érythème à la face interne des cuisses sur les régions en contact avec la compresse imprégnée de biiodure.

Le 2. T. M. 36°,6. T. S. 36°,8. La femme se plaint de douleurs dans les gencives qui sont rougeâtres et douloureuses. La mastication est pénible.

Ganglions sous-maxillaires engorgés et volumineux, douloureux à la pression.

On ne fait qu'une irrigation intra-utérine.

Le soir, un lambeau de membranes mesurant 8 à 9 cent. se détache; on place un fil sur les membranes qui restent adhérentes.

Le 3. Les membranes sont expulsées dans l'après-midi; on a fait une irrigation intra-utérine le matin. T. M. 37°. T. S. 38°,4.

Pas de douleur dans le ventre.

Les lochies sont sans odeur, mais renferment des détritus de couleur grisâtre qui paraissent être des lambeaux de membranes.

Les douleurs du côté des gencives augmentent; la langue est tuméfiée; la malade éprouve de la difficulté pour mâcher et pour parler.

On cesse les irrigations et les injections au biiodure et on les remplace par des injections boriquées.

Gargarisme au chlorate de potasse.

Le 4. La stomatite est très intense : les gencives sont tuméfiées, et présentent des ulcérations recouvertes d'un enduit grisâtre. Ulcérations de même nature sur la muqueuse buccale, à la face interne des joues. La langue est tuméfiée, maladroite. A sa face inférieure existent des ulcérations, recouvertes d'exsudats grisâtres et qui répondent à l'empreinte des dents.

Salivation très abondante. Haleine fétide. T. M. 36°,8. S. 37°.

Le 5. Pas d'odeur des lochies ; elles renferment des détritus de membranes. L'érythème persiste à la face interne des cuisses.

La malade ne peut mâcher ni pain ni viande ; elle ne prend que du lait. Les ulcérations de la bouche restent stationnaires. Gonflement douloureux des ganglions sous-maxillaires. Salivation toujours abondante.

Le 6. La stomatite diminue d'intensité. Le gonflement de la langue persiste avec les ulcérations de la face inférieure.

La malade sort le 8 mai, à peu près complètement guérie de sa stomatite. Les ulcérations de la face inférieure de la langue sont presque cicatrisées.

CHAPITRE V

SOUS-NITRATE DE BISMUTH

D'un emploi relativement restreint, le sous-nitrate| de bismuth est généralement considéré comme exempt d'inconvénients ou de dangers. Parmi les observations publiées par Kocher, à l'effet de vanter les avantages de cette substance, il en est pourtant quelques-unes où l'on trouve signalées des néphrites et des stomatites à caractère spécial, qui peuvent être à bon droit considérées comme d'origine toxique.

Petersen a publié de son côté une observation intéressante dans laquelle une inflammation de la bouche et du voile du palais lui parut devoir être attribuée au bismuth et Dalché nous a communiqué un fait qui semble à ce point de vue des plus concluants.

Ce sont là, à vrai dire, des matériaux encore trop peu nombreux pour permettre une étude d'ensemble et nous ne pouvons que reproduire ici les documents auxquels nous venons de faire allusion.

OBSERVATION I

(KOCHER. Sammlung Klin. Vorträge, 1882, n° 224.)

Marie Z..., enfant, est opérée le 21 mars 1882, d'une arthrite fongueuse du genou. Ouverture large de l'articulation et grattage. Pansement au bismuth. Compression sur le membre qui est placé dans une gouttière.

Le lendemain, tout allant bien, on remplace les drains par des bâtons de bismuth.

Le 11 avril on trouve dans l'urine un précipité brun noirâtre.

Le 19 avril. L'urine fraîche offre un dépôt blanc qui bientôt devient noirâtre. Elle est jaune claire, trouble, avec un dépôt blanchâtre. La chaleur la trouble énormément, l'acide acétique ne diminue pas le trouble.

Elle s'éclaircit par la filtration, mais la chaleur et l'acide troublent encore de nouveau cette urine quoique moins que la première fois.

Au microscope, cylindres épithéliaux.

Pas de sucre, un peu d'albumine, on retrouve du bismuth dans l'urine desséchée et calcinée.

Au 1er avril, la jeune fille présenta une légère coloration noirâtre du bord gingival, au niveau de quelques-unes des dents supérieures.

On abandonne le bismuth et ces colorations diminuent, ainsi que la néphrite. La jeune fille revue plus tard ne s'aperçoit plus de rien.

OBSERVATION II

(KOCHER. Loc. cit.)

Enfant réséqué de l'épaule, pansé avec du bismuth en poudre ; quelques jours après, trouble de l'urine et coloration noirâtre. Le trouble augmente par la chaleur et les acides. Eléments épithéliaux et quelques cylindres, pas d'albumine.

On retrouve du bismuth dans l'urine, mais en faible quantité.

L'enfant n'a rien présenté d'autre qu'une diminution d'appétit en rapport avec la néphrite.

OBSERVATION III

(KOCHER. Loc. cit.)

Homme de 32 ans, tumeurs ganglionnaires du cou et de l'aisselle du côté droit.

Extirpation le 25 mars 1882. Plaies saupoudrées de bismuth et réunies.

28 mars. Douleurs de dents vives. Mauvais goût dans la bouche, gonflement des gencives. Coloration légèrement bleuâtre du bord gingival, amélioration passagère par le chlorate de potasse et les symptômes reprennent le 4 avril lorsqu'on change le pansement. Le malade se plaint d'une vive inflammation de la bouche et montre un fort gonflement de la muqueuse gingivale.

La plaie était belle et très bien réunie ; mais l'affection buccale tout en s'améliorant se révéla encore longtemps par une coloration noire des gencives surtout au niveau du rebord alvéolo-dentaire.

Tout ceci disparut après une cure balnéaire.

OBSERVATION IV

(KOCHER. Loc. cit.)

Femme de 46 ans, opérée de cancer du sein avec recherche des ganglions dans l'aisselle.

Plaie pansée avec une mixture de bismuth à 10 0/0.

Le lendemain, coloration noirâtre intense du rebord alvéolo-dentaire.

Cette coloration dura quelques mois et disparut complètement.

OBSERVATION V

(PETERSEN. Deutsche med. Wochenschr., 1883, p. 365.)

Enfant de 14 ans, entré à l'hôpital pour une tumeur blanche du genou. Ouverture de l'articulation et extirpation de la capsule. La plaie est remplie de poudre de bismuth.

Huit jours après l'opération, stomatite qui s'accompagne de perte d'appétit, salivation, sensibilité de la bouche ; on y remarque de larges plaques d'un bleu noirâtre, ardoisées.

L'urine présente un dépôt noirâtre et donne un précipité caractéristique.

Dans les jours qui suivirent, la coloration noirâtre s'est étendue,

La luette, les piliers et le voile du palais sont colorés de même, ainsi que la muqueuse des joues au niveau des crêtes d'empreinte des dents.

Au bout de 3 semaines, l'emploi du chlorate de potasse fit rétrocéder tous les accidents. Il se fit une élimination de la muqueuse au niveau des plaques noirâtres.

OBSERVATION VI (1)

(Communiquée par le Dr P. Dalché, ancien interne des hôpitaux.)

Le 18 octobre 1884, entrait dans le service de M. Empis, à l'Hôtel-Dieu, une femme âgée de 30 ans, couturière, qui venait du service de M. le Dr Peyrot. Elle y était soignée depuis le 19 septembre pour une immense brûlure au 3e degré, s'étendant en hauteur de l'angle inférieur de l'omoplate jusqu'au milieu des fesses et occupant en largeur tout le dos. Le bras gauche présentait de même une vaste brûlure.

Le 26 septembre, comme le sillon d'élimination commençait à se dessiner, on avait commencé à la panser avec le sous-nitrate de bismuth.

Le 3 octobre, l'eschare se détachait complètement et on était obligé de renouveller le pansement tous les deux jours à cause d'une légère fétidité. L'état général s'améliorait, l'appétit était bon.

Le 11, la malade se plaignit d'un léger mal de gorge accompagné de dysphagie et de nasonnement ; sur la face inférieure du voile du palais, on constata une fausse membrane blanche, peu adhérente, et peu consistante s'unissant à des fausses membranes semblables sur la luette et les amygdales.

Le 13, les plaques s'étaient étendues ; au-dessous d'elles, la muqueuse avait une couleur noirâtre et le bord gingival de la mâchoire inférieure présentait un liséré brun foncé. Une fausse membrane blanche reposant sur une tache noirâtre de la muqueuse existait en outre sur la lèvre inférieure. Cependant, l'état général n'était pas mauvais, pas d'albumine dans l'urine.

(1) Cette observation sera publiée prochainement par M. Dalché dans un travail spécial.

Lé 16, l'haleine devenait fétide, le 17, le voile du palais semblait sphacélé et le 18, la malade passait dans le service de M. Empis.

Les fausses membranes blanches se détergent peu à peu mais de nouvelles taches noires se montrent sur la lèvre inférieure, tandis que celles du fond de la gorge et le liséré des gencives persistent. Les plaies du dos et du bras ont très bon aspect.

Le 26, la malade se plaignit d'une sensation de brûlure sous la langue et on y voit, en effet, près du bord une série de petites taches noirâtres qui par leur jonction ont formé une véritable traînée sur laquelle commencent à apparaître quelques fausses membranes blanches. Depuis deux jours, la malade est très fatiguée par la diarrhée.

Le 27, elle vomit tout ce qu'elle prend, un liséré noir paraît aux gencives de la mâchoire supérieure et des taches sur la face buccale des joues.

On cesse le pansement au sous-nitrate de bismuth. Ce jour là, M. Ragoucy, interne en pharmacie du service et préparateur des travaux pratiques de chimie à l'école de pharmacie, examine le sous-nitrate de bismuth employé pour le pansement et le trouve absolument pur, contenant à peine quelques traces d'oxychlorure de bismuth. Dans les matières fécales de la malade et dans son urine il reconnait la présence du bismuth.

Jusqu'au 1er novembre, la malade est tourmentée par des vomissements, de la diarrhée, du hoquet. De plus, on trouve de l'albumine dans les urines.

Le 6 novembre elle éprouve des douleurs qui paraissent siéger le long de l'œsophage. Elle mange peu, ses dents sont ébranlées.

Les jours suivants, il se fait une amélioration sensible, mais le 1er décembre, nous voyons encore des taches sur la muqueuse et un liséré gingival noirâtre ; toutefois, la coloration est moins foncée et il n'y a plus eu de nouvelles fausses membranes blanches, depuis qu'on a cessé le bismuth.

Vers le milieu de décembre, la malade quitte le service.

Faut-il voir dans les observations que nous venons de reproduire des exemples d'intoxication par le sous-nitrate de bismuth?

Si la similitude des accidents signalés dans ces différents cas, engage à une semblable interprétation, nous ne devons pas oublier que la toxicité de cette substance est loin d'être démontrée.

Considérée comme réelle par Orfila, elle est généralement contestée depuis les travaux de Monneret qui a pu sans déterminer aucun accident en faire prendre jusqu'à 80 grammes par jour. Lorsque des phénomènes d'intoxication se produisent, c'est, d'après Fonssagrives non le bismuth qu'il faut en accuser, mais l'arsenic auquel il est quelquefois associé.

Il y a là, on le voit, un problème des plus complexes que des observations plus complètes et surtout plus nombreuses permettront seules de résoudre.

CHAPITRE VI

ACIDE BORIQUE — ACIDE SALICYLIQUE
ALCOOL — CHLORAL — IODE
CHLORURE DE ZINC

Acide Borique. — C'est un fait à peu près universellement reconnu, que l'emploi de l'acide borique est exempt de dangers et c'est à cette substance que le chirurgien a généralement recours lorsque l'acide phénique ou le sublimé ne peuvent être tolérés.

Molodenkow (de Moscou), a cependant publié deux observations qu'il considère comme des exemples d'intoxication produite par cette substance. Nous ne pouvons que les reproduire ici :

Le premier malade avait 25 ans et souffrait depuis trois semaines d'une affection pleurétique traitée par le lavage avec une solution d'acide borique à cinq pour cent ; une partie de la solution fut un jour laissée dans la cavité. Une légère sensation d'amélioration suivit immédiatement l'opération, mais elle fut bientôt suivie de nausées et de vomissements opiniâtres.

Le jour suivant, les vomissements continuèrent, le pouls était petit, fréquent, le malade extrêmement faible, et souffrant de hoquet. Vers le soir, un érythème apparut sur la face.

Le troisième jour, l'éruption s'étendit au cou, à la poitrine et à l'abdomen ; la figure et surtout les paupières étaient gonflées ; les vomissements, le hoquet et la dépression générale persistaient : le

pouls était à peine sensible, mais le malade avait toute sa connaissance.

Le quatrième jour, l'érythème s'était étendu à la cuisse, pendant
que sur la face et la gorge apparaissaient de petites vésicules. Le
pouls était encore imperceptible, les vomissements continuaient, la
vue du malade s'obscurcissait, mais sa connaissance était encore
intacte. La mort eut lieu vers la fin du quatrième jour. Il n'y eut
pas d'autopsie.

Le deuxième malade était âgé de seize ans et souffrait d'un vaste
abcès lombaire qui fut ouvert et lavé, comme dans le premier cas,
avec une solution semblable, pendant le même aps de temps. Les
mêmes symptômes furent observés et la mort survint le troisième
jour.

A l'*autopsie* on trouva que la première et la seconde vertèbre
lombaires étaient profondément atteintes de carie, tandis que le pus
avait fusé le long du psoas du côté droit.

Rien d'anormal, sauf quelques légères extravasations de sang dans
le péricarde, à la surface antérieure de l'oreillette gauche et du ven-
tricule.

Acide Salicylique. — Préconisé par Thiersch, l'acide salicylique n'aurait pas, d'après cet auteur, de propriétés toxiques. Tout au plus, pourrait-on lui reprocher de provoquer
des éternuements et de la toux.

Küster a cru cependant pouvoir incriminer cet agent,
dans les 3 cas suivants :

1º Femme épuisée par la suppuration d'un abcès péri-utérin ouvert
à la fois à travers le paroi abdominale et dans le rectum. Collapsus et
mort le lendemain du jour où le Dr Schmid bourra la plaie d'acide
salicylique. Pas d'autopsie.

2º Sarcôme récidivé de la peau du dos. L'ablation nécessita une
énorme plaie qui ne put-être entièrement réunie; une surface large
comme la main fut saupoudrée d'acide salicylique.

Hémorrhagie le soir de l'opération. Le lendemain fièvre, collapsus
et mort. Pas d'autopsie.

3º Jeune femme de 27 ans, opérée d'hydronéphrose par Küster,

ouverture du sac, suture à la paroi. La cavité est largement saupoudrée d'acide salicylique; le lendemain perte de connaissance, cyanose
dilatation et immobilité de la pupille, convulsions cloniques et mort
24 heures après l'opération.

Autopsie : Le rein gauche siège de l'hydronéphrose n'existe pour
ainsi dire plus. Le rein droit est plus petit que normalement, la substance corticale paraît atrophiée.

Si les deux premières observations manquent de détails
suffisants pour permettre la discussion, il ne nous paraît pas
douteux, contrairement à l'opinion de Küster, que l'urémie
et non l'acide salicylique doive être dans ce dernier cas considérée comme la cause de la mort.

Alcool. — Chédevergne, dans le remarquable mémoire
qu'il a consacré à l'étude du « *traitement des plaies chirurgicales et traumatiques par les pansements à l'alcool* » dit
avoir observé une fois des phénomènes d'intoxication qui se
manifestèrent par les symptômes habituels de l'empoisonnement alcoolique aigu et qui disparurent aussitôt que fût
supprimée la cause qui les avait produits.

« Il s'agissait d'un malade, porteur d'une énorme tumeur
siégeant à la partie postérieure de la jambe gauche. Cette
tumeur fut enlevée et laissa à nu une immense surface
dénudée s'étendant du creux poplité au talon. Elle fut pansée
à l'alcool, et des symptômes d'ébriété éclatèrent qu'il fut
impossible de rapporter à toute autre cause. »

Quand on songe que le premier effet de l'alcool est de
faire contracter les vaisseaux, de coaguler l'albumine et par
conséquent de recouvrir la surface dénudée d'une couche
plus ou moins imperméable, on comprend que les phénomènes observés par Chédevergne ne doivent se produire que
dans des cas exceptionnels.

Brun.   13

Chloral. — Le chloral joint à une action antiseptique manifeste des propriétés soporifiques qui, à un faible degré, peuvent être dans certains cas d'une utilité considérable. Chez quelques sujets particulièrement sensibles ou dans certaines conditions de rétention de la solution injectée, il semble possible que des phénomènes d'intoxication se produisent, phénomènes peu accentués du reste et qui, dans les cas publiés, ont été aisément maîtrisés.

Jeannel dans son intéressant mémoire sur les plaies cavitaires, dit avoir vu une fois, après l'emploi du chloral, les effets d'une antisepsie complète de la cavité rectale se combiner de la façon la plus heureuse avec une intoxication très évidente pour aboutir à une apyrexie absolue et à un calme parfait de l'opéré.

C'était chez un sujet, auquel le professeur Verneuil avait dû pratiquer une laparatomie et une rectotomie linéaire pour pratiquer l'extraction d'un corps étranger volumineux introduit par l'anus et arrêté à la partie supérieure du rectum.

Voici le passage de cette intéressante observation qui a trait au sujet qui nous occupe :

« Pour la plaie périnéale et rectale, je voulus faire aussi un pansement antiseptique. — C'est pourquoi j'introduisis dans la cavité rectale, jusqu'à 15 centimètres de profondeur, une sonde de caoutchouc rouge de douze millimètres de diamètre que je fixai à la marge de l'anus, par un point de suture. Par cette sonde devait être faite toutes les deux ou trois heures, une injection avec 60 à 80 grammes d'une solution d'hydrate de chloral à 1/100.

Je choisis de préférence cette substance, parce qu'elle jouit de propriétés antiseptiques très prononcées et qu'elle ne m'exposait pas à un empoisonnement, comme j'ai eu l'occasion de l'observer après avoir employé l'acide phénique dans un autre cas de rectotomie linéaire.

« Le lendemain 27, je trouvai mon opéré dans un état de somnolence continuelle dû à l'action du chloral, ce qui ne l'empêchait ni de comprendre nos questions ni d'y répondre.

« A peine avais-je terminé mon interrogatoire que Ch... était endormi. Je fis diminuer un peu le nombre et le degré de concentration des injections chloralées et il ne se produisit plus aucun symptôme alarmant. »

Nous avons trouvé encore dans la thèse de Monier (1881) sur les complications et les conséquences de l'empyème, un exemple très net d'intoxication imputable à l'emploi du chloral. C'est l'histoire d'un malade qui, après une injection de cette substance en solution à 1/100 pratiquée dans la plèvre, fut plongé dans un état de somnolence qui persista pendant plusieurs heures. Ces phénomènes, dans la suite, se reproduisirent à chaque injection et le malade en était venu à profiter de ce moyen facile pour triompher de ses insomnies.

Si l'intoxication a été dans ces cas absolument évidente, il n'en reste pas moins très nettement établi que l'innocuité de l'absorption du chloral employé en pansement est à peu près absolue et, comme l'a écrit Marc Sée en 1875, « c'est là un de ses plus grands avantages qui permet de l'employer sans crainte dans les opérations sur la bouche et les voies digestives ».

IODE. — Lorsqu'on en fait usage à titre d'antiseptique, l'iode est généralement employé en solution trop peu concentrée pour produire des phénomènes d'intoxication. L'em-

ploi d'une solution iodée même faible pour le lavage de cavités douées d'un pouvoir très marqué d'absorption a quelquefois cependant déterminé des phénomènes d'iodisme.

Aran avait pratiqué chez un homme la thoracentèse, et
injecté dans la plèvre une solution de 30 grammes de tein-
iure d'iode dans 100 grammes d'eau distillée et 4 grammes
d'iodure de potassium ; le liquide ne ressortit pas et après
douze heures environ, le malade éprouva tous les phénomènes de l'ivresse iodique ; il eut en particulier un coryza
très intense qui dura plus de 24 heures.

Chez une malade qui avait subi l'opération de l'empyème
et qui était traitée par les injections iodées dans le service
de Dumontpallier, Martin (th. de Paris, 1882), vit survenir,
après une injection un peu plus abondante que de coutume,
des étourdissements et de la céphalalgie.

En même temps apparut sur la face et sur les membres
une roséole à plaques très larges. Ces accidents persistèrent pendant la plus grande partie de la journée.

CHLORURE DE ZINC. — C'est par sa causticité que le chlorure de zinc, employé comme antiseptique, a quelquefois
donné lieu à des accidents et la concentration trop grande
des solutions a pu seule alors être incriminée. Dans un cas
rapporté par Poulet, au cours d'une extirpation des ganglions du cou, l'artère carotide avait été mise à nu, la plaie
fut lavée avec une solution de chlorure de zinc à 10/100,
et on vit se développer sur les parois artérielles une eschare
qui donna lieu à une hémorrhagie mortelle.

Kirmisson, dans un travail récent, rapporte un fait analogue publié par Gester dans les Annals of surgery (1885).
A la suite d'une extirpation de ganglions inguinaux, l'ar-

tère et la veine fémorale furent dénudées. Par mégarde, la plaie fut lavée avec une solution de chlorure de zinc à plus de 8 0/0 : trois jours après, une hémorrhagie profuse survint ; on reconnut que le sang était fourni par la veine fémorale, mais avant qu'on ait pu s'en rendre maître, le malade mourut.

Ce sont là, à vrai dire, des accidents exceptionnels, mais qui doivent rendre prudent dans l'emploi d'une substance d'ailleurs des plus efficaces.

CONCLUSIONS

Parvenus au terme de cette étude, il ne nous paraît pas inutile de chercher à en dégager un certain nombre de conclusions.

L'examen attentif des observations nous permet, croyons-nous, d'établir qu'à côté d'accidents locaux résultant de leurs propriétés irritantes et caustiques, les antiseptiques les plus employés (acide phénique, iodoforme, sublimé) déterminent quelquefois des accidents généraux, véritables accidents d'intoxication.

Faut-il, comme l'a proposé Kocher pour l'iodoforme, renoncer définitivement à l'emploi de ses substances, dans la crainte de voir se produire ces accidents, qui quelquefois ont été mortels?

Agir ainsi, ce serait oublier que, dans la très grande majorité des cas, les accidents se produisent dans des conditions spéciales et, qu'à part quelques exemples de susceptibilité impossible à expliquer et à prévoir, ce n'est pas la substance antiseptique elle-même, mais la manière dont elle a été employée qui a pu être incriminée.

L'emploi d'une quantité trop grande d'antiseptique, sa rétention dans une cavité douée de pouvoir absorbant, ont quelquefois pu expliquer les accidents, et c'est une raison pour que le chirurgien se montre sobre de grands lavages et ne pratique des injections qu'après s'être bien assuré que le liquide qu'il injecte pourra librement et complètement s'écouler au dehors.

Nous avons assez longuement insisté ailleurs sur l'influence exercée sur la production des intoxications par les conditions d'âge et de résistance des blessés ou des opérés pour n'avoir pas à y revenir ici; mais ce que nous croyons devoir rappeler encore, c'est la fréquence avec laquelle les accidents sont survenus chez les sujets dont les reins étaient préalablement altérés.

L'acide phénique, l'iodoforme, le sublimé trouvent dans le filtre rénal leur voie principale d'élimination; c'est dire que l'intégrité de ce filtre sera nécessaire à la tolérance du topique employé, puisque nous savons depuis les travaux de Bouchard que « les maladies des reins rendent toxiques les médicaments actifs administrés même à faible dose ».

INDEX BIBLIOGRAPHIQUE

I

ACIDE PHÉNIQUE

Bar. — *Les Méthodes antiseptiques en Obstétrique*. Th. d'agrégation 1883.

Barlow. — *Accidents produits par l'huile d'olive phéniquée dans le pansement des plaies*. British. med. Journal, 1869.

Bert. — *Action physiologique de l'Ac. phénique*. Soc. de biologie, 1869.

Bert et Jolyet. — Soc. de biologie, 1872.

Billroth. — *Carbolintoxication* (Chirurgische Klinik. Wien, 1871-76), Berlin, 1879, p. 39.

Binnendijk. — *Sur les propriétés toxiques de l'Ac. phénique* Comptes rendus du Congrès d'Amsterdam, 1879.

Blusson. — *Des accidents consécutifs à l'emploi de l'acide phénique en thérapeutique*. Th. de Paris, 1884.

Bond. — *The poisining effects of Carbolic Acid*. (Med. Times and Gazette), 1873, t. I, p. 247.

Busch. — *Empoisonnement phénique mortel d'origine chirurgicale*. Berl. Kliu. Wochensch., 1880, n° 21, p. 304.

Bruns (de Tubingen). — *Plus de spray* (Berlin. Klin. Wochenschr.), 1880, n° 43, p. 609.

Cartaz. — *De la paralysie vésicale consécutive à l'usage de l'ac. phénique en pansements*. Congrès de Blois, 1884.

Cérenville (de). — Bulletin de la Société méd. de la Suisse Romande, 1879, p. 177.

Chevassus. — *De quelques accidents dus au pansement des plaies par l'ac. phénique*. Th. de Paris, 1881.

Cotton. — *De la pulvérisation phéniquée*. Th. de Lyon, 1881.

Dreyfous. — *Empoisonnement phénique chez des nouveau-nés* (France médicale), 1885.

Edwards. — *Deux cas de carc inome utérin traités par l'ac,
phénique, mort.* Practitionner, Londres, 1869, p. 324.

Falkson. — *Carbolurie et carbolintoxication* (Arch. f. Klin,
Chir.), 1881, t. XXVI, p. 205.

Ferrand. — *Empoisonnement par les phénols.* Annales d'hygiéne
publique et de méd. légale, 1876, p. 289 et 498.

Gautier (Léon). — *Quelques petits méfaits de l'ac. phénique* (Revue
médicale de la Suisse romande), 1886, n° 4.

Gould.— *Acide phénique et mort après amputation de la hanche.* The
Lancet., 1879, t. I. p. 718.

Guyon. — Chirurgie clinique, 1873.

Haunhorst. — *Ein fall von Carbolsaeure-Vergiftung* (Berlin.
klin. Wochenschr.), 1879, n° 40, p. 605.

Heusgen.— *Considération sur les effets de l'Ac. phénique* (Greifs-
wald), 1872.

Hoppe Seyler. — *Action physiol. de l'acide phénique.* Arch. de
Pflüger, 1872, t. V, p. 470.

Hughson. — *Injurious effects of carbolic acid from Injudicious
local applications* (Med. and Surg. reports), Philadelphia, 1872,
t. XXVII, p. 492.

Inglessi. — *De l'empoisonnement par l'acide phénique au point de
vue chirurgical.* Th. de Paris, 1879.

Kirmisson. — *De la coloration noire des urines* (France médicale),
1878, t. XXV, p. 249.

Kocher. — *Die antiseptische Wimdbehandlung mit schwage
Chlorzinklongen* (Volkman-Sammlung. Klin-Vortrage), 1881,
n° 203, 204.

Kronlein. — Berliner Klinisch. Wochenschrift, 1873, p. 605.

Kronlein. — *Sur le pansement antiseptique ouvert.* (Arch. f. klin.
Chirurg.), 1875, p. 3 et 4.

Küster. — Arch. für Klinische Chirurgie, t. XXIII, page 117.

Langenbuch.— *Intoxication phéniquée* (Berlin Klin. Wochenschr.),
1878, t. XV, p. 412.

Le Dentu. — Bulletin de la Société de chirurgie, août 1882.

Lightfoot. — Brit. med. Journal, 1870.

Lister. — Œuvres réunies. Trad. du Dr C. Borginon, 1882, p. 215 et 581.

Lubrecht. — *Contribution à l'étude de l'empoisonnement phéniqué.* Gottingen, 1877.

Lucas-Championnière. — Chirurgie antiseptique, 1880, p. 248.

Maunoury. — *De l'intoxication par l'acide phénique* (Progrès médical), 1878, t. VI, p. 994.

Messerer. — *Urticaire généralisé à la suite du pansement dè Lister*
(Aertz. Intelligenzblatt), Munich, 1878, t, XXV, p. 393,

Mikulioz. — *Pulvérisation phéniquée* (Arch. f. Klin, Chir.), 1880, t. XXV, p. 706.

Moloney. — *Deux cas d'empoisonnement par l'application externe de l'ac. phénique* (Australian Med. Journal.), Melbourne, 1872.

Nicholle. — *Effets de l'ac. phénique sur l'urine*. The Lancet, 1873, t. I, p. 547.

Nussbaum. — *Le pansement de Lister*. Traduct. de De la Harpe, Paris, 1880.

Oberst. — *Un cas d'intoxication phéniquée aiguë* (Berl. Klin. Wochenschr.), 1878, t. XV, p. 157.

Ogston. — *Intoxication phéniquée* (British Med. Journal, 1871, t I, p. 116.

Outerbridge. — *Intoxication phéniquée* (Med. record New-York) 1873.

Ozenne. — *Accidents toxiques produits par injections phéniquées.* Soc. de méd. légale de France, 1880.

Patchett. — *Effet de l'ac. phénique sur l'urine* (The Lancet), 1873, t. II, p. 262.

Poncet. — Bulletin général de thérapeutique, 1872, t. 83, p. 68.

Psilander. — *Intoxication phéniquée* (Hygiea.), 1882, t. XLIV.

Reyher. — *Sur le pansement de Lister* (Arch. f. Klin. Chirurgie), 1874, p. 502.

Rheinstadter. — *Acuter Carbolismus durch peritoneal resorption* (Deutsche Med. Wochenschr.), 1878.

Rouge (de Lausanne). — Causeries chirurgicales, 2ᵉ cahier, 1882.

Ruge.—*Fait d'empoisonnement phéniqué* (Berlin Klin. Wochensch.), 1882.

Sonnenburg. — *Diagnostic et traitement de l'intoxication phéniquée* (Centr. f. Chir.), 1878.

Thiersch. — *Résultats du pansement de Lister et remplacement de l'acide phénique par l'ac. salicylique·* (Samml. Klin. Vortrage), 1875.

Tillaux. — Bulletin général de thérapeutique, Paris, 1871.

Tœb. — *Propriétés toxiques de l'acide phénique* (Deutsche Med. Wochenschr.), Berlin, 1878.

Treub. — *Convulsions dans l'intoxication phéniquée* (Centr. f. Chirurgie), 1881.

Ultzmann. — Wiener Med. Presse, 1878.

Wallaces. — Brit. Med. Journal, 1870.

Weiss. — *Etude sur l'intoxication aiguë par l'ac. phénique après son emploi chirurgical* (Prag. Med. Wochensche.), 1878.

Weiss. — *Sur un cas d'empoisonnement par l'ac, phénique*. Bulletins de la Soc, clinique, 1879.

White. — New-York Med. Gazette, 1871.

Willis. — *Mort après application externe d'acide phenique* (British med. Journal), 1868.

Ziemssen. — *Empoisonnement par l'acide phénique* (Handbuch. der Specielen Pathol. and Therapie von Ziemssen.)

Zitt. — *Intoxication carbolique* (Arch. f. Kinder Heilkunde), t. 1. c. 12.

II

IODOFORME

Amblard. — *De l'iodoforme en obstétrique.* Thèse de Montpellier, 1883.

Aschenbrandt. — *Pneumonies développées par les inspirations iodoformées.* Deutsche med. Wochensch., 1882, p. 107.

Beger. — *Compte rendu des résultats fournis par le pansement à l'iodoforme à la Clinique de Thiersch.* Deustche Zeitschr f. Chir., XVI, 1 et 2, 1881.

Behringh. — *De l'empoisonnement iodoformique.* Deutsche med. Wocheuschr., 1882, n⁰ˢ 20 et 21.

Behringh. — Deutsche med. Wochenschr., 1884, n° 5.

Berger (P.). — *Le pansement à l'iodoforme.* Revue des Sciences médicales, 1883.

Binz et Högyes. — *Action de l'iodoforme. Lésions dans l'intoxication.* Arch. f. experim. Path. and Therap., X., p. 228 XIII, p. 113.

Boeckel (Jules). — *Du pansement à l'iodoforme.* Gazette médicale, de Strasbourg, 1884, n° 8.

Bum. — *Empoisonnement par l'iodoforme.* Wien med. Press., 1882, t. XVIII, 7 et 8.

Clark. — *Intoxication produite par l'iodoforme.* Glascow med. Journal, 1882.

Czerny. — *Empoisonnement par l'iodoforme.* Wien. med. Wochenschr. 1882, t. XXXII, 149.

Czerny. — *Considération sur l'empoisonnement par l'iodoforme.* Centralbl. f. Chir., 1882, p. 358.

Delbastaille et Troisfontaine. — *Le pansement à l'iodoforme.* Clinique chirurgicale du professeur von Winiwarter, Liège, 1882.

Dijk. — *Wundbehandelung met Iodoform.* Th. de Leyde, 1882.

Falkson. — *Du danger et de l'avantage de l'iodoforme dans le pansement des plaies.* Arch. f. Klin. chir., 1882, t. XXVIII.

Fifield. — *Accidents produits par l'iodoforme.* Boston med. and Surg. Journal, 1882.

Frey. — *Résultats fournis par l'iodoforme dans le service du professeur E. Boeckel.* Revue de thérapeutique, 1882, t. 102, p. 325.

Fritschmann. — *Action de l'iodoforme sur l'organisme après son emploi externe.* Wratsch., 1882, n° 12.

Goodell. — *Un cas d'empoisonnement par l'iodoforme.* Boston med. and Surg. Journal, 1885.

Görges. — *Du traitement par l'iodoforme.* Centr. f. Chirurgie, 1882 p. 153.

Greussing. — *Traitement des plaies par l'iodoforme.* Prager med. Wochenschr., 1882, n° 37.

Güssenbauer. — *Un cas d'intoxication iodoformique légère.* Prager med. Wochenschr., 1881, n° 34.

Harnack. — *Mécanisme de l'empoisonnement par l'iodoforme.* Berlin, Klin. Wochenschr., 1882, n° 20, p. 297. — 1883, n° 52, p. 783. — 1883, n° 47, p. 728. — 1885, n° 7.

Hassler. — *Du pansement par l'iodoforme.* Gazette hebdomadaire de méd. et de chir., 1882, n°s 30 et 32.

Hayes. — *Intoxication par l'iodoforme.* The Dublin journal of med. Science, août 1883, p. 105.

Henry. — *Deux cas de mort par l'iodoforme.* Deutsche med. Wochenschr., 1881, n° 34.

Hœftmann. — *Empoisonnement par l'iodoforme.* Centralbl. f. Chir. 1882, IX, 97.

Hœpfl. — *Zur kenntniss der iodoform Vergiftung.* Th. München, 1883.

Hofmolk. — *Faits relatifs à l'emploi chirurgical de l'iodoforme.* Wien. med. Jahrb., 1883, p. 309.

Israël. — *Empoisonnement par l'iodoforme.* Berlin. Klin. Wochenschr., 1882, XIX, 42, p. 634.

Kocher. — *Intoxication par l'iodoforme.* Centralbl. f. Chirurgie, 1882, n°s 14 et 15.

König. — *Effets toxiques de l'iodoforme.* Centralbl. f. Chirurgie, 1882, n°s 7 et 8.

Krantz. — *Iodoforme dans les plaies cavitaires.* Th. de Nancy, 1882.

Kuhn. — *Trépanation de l'apophyse mastoïde. — Mort par intoxication iodoformique.* Gazette méd. de Strasbourg, 1886, n° 2.

Küster. — *Empoisonnement par l'iodoforme.* Berl. Klin. Wochenschr., 1882, XIX, n°s 14 et 15.

Landowicz. — *Contribution à l'étude de l'empoisonnement iodoformique.* Thèse inaugurale de Posen, 1883.

Langsteiner. — *Sur un cas de mort imputable à l'iodoforme* Wien. Medic. Wochenschr., 1882, n° 35.

Le Dentu. — *Du pansement à l'iodoforme et de ses dangers.* France médicale, 1882, n°ˢ 30 et 31.

Leisrink. — *Une année de pansements à l'iodoforme.* Centr. f. Chirurgie, 1882, n° 35.

Leoschin. — *De l'iodoforme dans l'ovariotomie.* Centr. f. Chirurgie, 1882.

Longuet. — *Le procès de l'iodoforme.* Union médicale, 1882.

Martin. — *Etude expérimentale et clinique sur l'emploi chirurgical de l'iodoforme.* Th. de Lyon, 1882.

Mikulicz. — *Intoxication iodoformique grave.* Langenbeck. Arch., t. XXVII, hft. I.

Mikulicz. — *Sur la valeur de l'iodoforme dans le pansement des plaies.* Centralbl. f. Chir., 1884, p. 699.

Minich. — *Sulla medicazioni chirurgiche col iodoformio.* Separata bdr. aus vol. I, Ser. VI, der Atti del R. Instituto Veneto di scienze.

Mosetig-Moorhof. — *Intoxication iodoformique grave.* Volkmanns'Sammlung Klin. Vortrage, n° 21!, 1882.

Mosetig-Moorhof. — *La question de l'empoisonnement par l'iodoforme.* Centr. f. Chirurgie, 1882, n° 4.

Neisser. — *Exanthème iodoformique.* Deutsche med. Wochenschr., 1884.

Pick. — *Un cas d'empoisonnement par l'iodoforme.* Deutsche med. Wochenschr., 1883, IX.

Ricklin. — *Le pansement à l'iodoforme.* Gazette médicale de Paris, 1881, n°ˢ 51 et 52.

Ricklin. — *Accidents toxiques à la suite de l'emploi de l'iodoforme dans la pratique chirurgicale.* Gaz. méd., 1882, n° 19.

Rohmer. — *Du pansement à l'iodoforme.* Revue de Chirurgie, 1882.

Rummo. — *Etude expérimentale sur l'action physiologique de l'iodoforme.* Arch. de physiol., 1883, n°ˢ 6 et 7.

Sands. — *Valeur du pansement à l'iodoforme.* New-York med. Record, mars 1882.

Schede. — *La question de l'empoisonnement par l'iodoforme.* Centr. f. Chirurgie, 1882, n°ˢ 3 et 33.

Schwartz. — *Intoxication par l'iodoforme.* Berl. Klin. Wochenschr., 1885, n° 7.

Seeligmuller. — *Troubles mentaux dans l'intoxic. iodoformique.* Berliner Klin. Wochenschr., 1882, p. 288.

Simoncini. — *Le pansement à l'iodoforme.* — Association médicale Italienne, session de 1885.

Sklisowski. — *Application de l'iodoforme à la Chirurgie.* Wratsch, 1882, n° 27.

Vittorio Cavagnis. — *De l'usage de l'iodoforme en Chirurgie.* Annali universali di med. et chir., 1882, p. 369.

Wille et Riedtmann.—*Empoisonnement par l'iodoforme.* Schweiz correspondenzbl., 1882, XII, 109.

Zeller. — *Recherches sur l'absorption de l'iodoforme.* Arch. f. Klin. Chir 1882, t. XXVIII.

III

SUBLIMÉ

Auvard. — Bulletin général de thérap., 1884, p. 130.

Bastaki. — *Du bichlorure et du biiodure en obstétrique.* Th. de Paris, 1884.

Beuve. — *Le sublimé en obstétrique.* Th. de Paris, 1884.

Bokelmann. — Centr. f. Gynœk, 1884, n° 11.

Bonnaire. — *Sublimé en obstétrique* (Progrès médical), 1884.

Bott. — Th. de Berne, 1884.

Bucholtz. — Arch. f. Exper. pathol., 1875.

Butte. — *Du sublimé comme antiseptique* (Nouv. Arch. d'obst. et de gynec.), 1886, n° 4.

Cheron. — *Contribution à l'étude de l'intoxication par le sublime en obstétr.* (Rev. méd. chir. des mal. des femmes), 1885.

Dahl.— *Appendice anatomique au cas d'empoisonnement par le sublimé du prof. Stadfeldt* (Cent. f. Gynœk.), 1884.

Davaine. — Comptes rendus. Soc. de biologie, 1874 et 1880. *Bull. Acad. méd.*, 1880.

Elsasser. — Centr. f. Gynœk., 1884, n° 29.

Fischer. — Deutsche Zeitschrifft f. Chirurgie, t. XXII, helft 3 et 4.

Fraenkel. — *Entérite toxique dans l'empoisonnement par le sublimé* (Arch. f. path. Anat.), 1885.

Hoffmeier. — Ann. de Gynécologie, t. XXII, 1884.

Keller. — *Ein fall van todlicher Sublimatintoxication* (Central-bl. f. Gyn.), 1885.

Keller. — *Zur sublimatfrage* (Centr. f. gynœc.), 1885, n° 26.

Koch. — Ueber Desinfection Mittheilungen aus dem Kaiserlichen gesundheitsamte. B. I. 1881, p. 234.

Krukenberg et Ribbert. — *De l'emploi du sublimé dans la laparatomie* (Centr. f. gyn.), 1885, no 21.

Lomer. — Centr. f. Gynœc., 1884, n° 14, p. 221.

Maurer. — Centr. f. Gynœc., 1884, n° 17.

Mikulicz. — Archiv. f. von Langenbeck, t. XXXI, p. 471.

Miquel. — *Les organismes vivants de l'atmosphère.* Th. de Paris, 1883.

Muller. — Centr. f. Gynœc., 1885, n° 32.

Netzel. — Nord Med. Arch., 1885, Bd. XVII.

Otto von Herff. — *Sur la cause et la prophylaxie de l'Empoisonnement par le Sublimé.* (Arch. f. Gynœk.), 1885, B. XXV, p. 3.

Patridge. — Soc. obstétr. de New-York, 3 juin 1884.

Peabody. — *Entérite toxique due à l'emploi chirurgical du Sublimé* (Med. record New-York), 1885, p. 591.

Petit. — Compte rendu Acad. des Sciences, octobre 1872.

Picqué. — *Quelques considérations sur l'emploi du Sublimé en Chirurgie* (Bulletin de Thérap.), 1886.

Prévost. — Revue méd. de la Suisse Romande, 1882 et 1883.

Ratimoff. — Arch. de physiologie, 1884.

Reichel. — Berlin Klin. Worchenschr., 1884.

Ricklin. — Gazette méd. de Paris, 1884, n° 15.

Ricklin. — *Des inconvénients et des dangers pouvant résulter de l'emploi du sublimé comme agent d'antisepsie* (Gaz. méd. de Paris), 1885, no 28.

Saikowsky. — Wirchow's Archiv., t. XXXVII.

Shede. — *Pansement au sublimé* (Sammlung Klinische Vortrage). 1885, n° 251.

Stadfeldt. — *Doit-on employer les solutions de sublimé de préférence aux solut. phéniquées* (Centr. f. Gynœc.), 1884, n° 7.

Stenger. — Centr. f. Gynœk., 1884, n° 13.

Tarnier. — Transactions of the medical international Congress, t. IV.

Tarnier. — *Leçon d'ouverture in* Semaine médicale, 3 avril 1884.

Thorn. — *Ein Wort gegen die jetztübliche art der Anwendung des sublimats in der Geburtshulfe* (Sammlung Klin. Vortrage), n° 250, 1885.

Vignes. — *Du sublimé en Chirurgie.* Th. de Paris, 1885.

Vohtz. — Hosp. Tid. Sch. Jahrb., 1884, n° 3, p. 237.

William-T.-Bull. — New-York Surg. Soc., février 1886.

Winter. — Centr. f. Gynœc., 1884, n° 28.

IV

ANTISEPTIQUES DIVERS

Aran. — *Traitement de l'empyème par les Injections iodées* (Union médicale), 1852.

Chedevergne. — *Pansement à l'alcool* (Bulletin de Thérapeutique), 1864, t. LXVII.

Kocher. — *Pansement au bismuth* (Samml. Klin. Vortrage), 1882.

Martin. — *Empyème*. Th. de Paris, 1882.

Molodenkow. — *Empoisonnement par l'acide Borique* (Wratsch), 1881.

Monier. — *Empyème*. Th. de Paris, 1882.

Petersen. — *Un cas d'intoxication par le bismuth* (Deutsche med. Wochensch.), 1883, n° 25.

Poulet. — Bulletins de la Société de Chirurgie. 1884, p. 517.

Verneuil. — Mémoires de Chirurgie, t. II et IV.

TABLE DES MATIÈRES

CHAPITRE II

CHAPITRE III

CHAPITRE IV

CHAPITRE V

CHAPITRE VI

HAVRE. — IMPRIMERIE DU COMMERCE, 3, RUE DE LA BOURSE.

A LA MÊME LIBRAIRIE

DES IMMUNITÉS MORBIDES

Par le Dr DUBREUILH

Professeur Agrégé à la Faculté de Bordeaux.

Prix : 5 francs.

LA MORT CHEZ LES PHTISIQUES

Par le Dr MOUSSOUS

Professeur Agrégé à la Faculté de Bordeaux.

Prix : 4 fr. 50

TUMEURS ET CALCULS

DE LA

VÉSICULE BILIAIRE

Par le Dr DENUCÉ

Ancien Interne des Hôpitaux de Paris.

Prix : 4 francs.

DES

NÉPHRITES INFECTIEUSES

AU POINT DE VUE CHIRURGICAL

Par le Dr BARETTE

Ancien Interne des Hôpitaux de Paris.
Prosecteur à la Faculté de Médecine.

Prix : 6 francs.

HAVRE. — IMPRIMERIE DU COMMERCE, 3, RUE DE LA BOURSE.

www.ingramcontent.com/pod-product-compliance
Lightning Source LLC
LaVergne TN
LVHW020202030726
842520LV00003B/850